中国*糖尿病*防治健康教育指南

（2025）

国家基本公共卫生服务项目基层糖尿病防治管理办公室
上海交通大学主动健康战略与发展研究院　编著
上海交通大学医学院附属第六人民医院

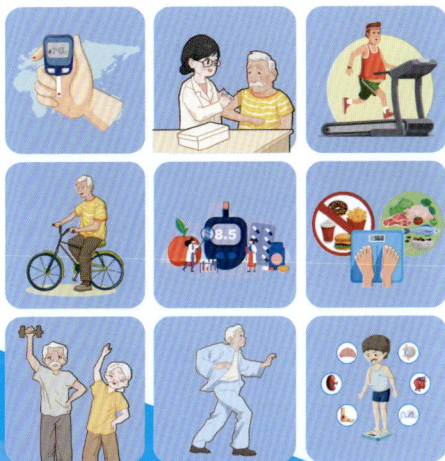

人民卫生出版社
·北京·

图书在版编目（CIP）数据

中国糖尿病防治健康教育指南 . 2025 / 国家基本公共卫生服务项目基层糖尿病防治管理办公室，上海交通大学主动健康战略与发展研究院，上海交通大学医学院附属第六人民医院编著 . -- 北京 ： 人民卫生出版社，2025. 5（2025. 11重印）. -- ISBN 978-7-117-37551-1

Ⅰ. R587.1-62

中国国家版本馆 CIP 数据核字第 20255BQ007 号

人卫智网	www.ipmph.com	医学教育、学术、考试、健康，购书智慧智能综合服务平台
人卫官网	www.pmph.com	人卫官方资讯发布平台

中国糖尿病防治健康教育指南（2025）
Zhongguo Tangniaobing Fangzhi Jiankang Jiaoyu Zhinan（2025）

编　　著：国家基本公共卫生服务项目基层糖尿病防治管理办公室
　　　　　上海交通大学主动健康战略与发展研究院
　　　　　上海交通大学医学院附属第六人民医院
出版发行： 人民卫生出版社（中继线 010-59780011）
地　　址： 北京市朝阳区潘家园南里 19 号
邮　　编： 100021
E - mail： pmph @ pmph.com
购书热线： 010-59787592　010-59787584　010-65264830
印　　刷： 北京顶佳世纪印刷有限公司
经　　销： 新华书店
开　　本： 889×1194　1/32　　**印张：** 2.5
字　　数： 58 千字
版　　次： 2025 年 5 月第 1 版
印　　次： 2025 年 11 月第 2 次印刷
标准书号： ISBN 978-7-117-37551-1
定　　价： 39.00 元
打击盗版举报电话：010-59787491　E-mail：WQ @ pmph.com
质量问题联系电话：010-59787234　E-mail：zhiliang @ pmph.com
数字融合服务电话：4001118166　E-mail：zengzhi @ pmph.com

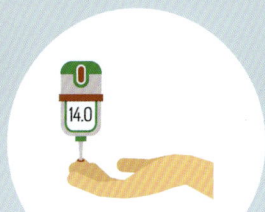

《中国糖尿病防治健康教育指南（2025）》
编写委员会

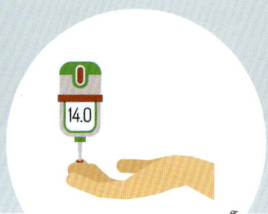

前　言

　　近年来，随着生活方式的改变和人口老龄化的加速，我国糖尿病患病率持续攀升，糖尿病成为我国患病人数上升最快、最严重、最紧迫的健康问题之一。目前，我国 18 岁及以上居民糖尿病患病率为 11.9%，且患病率随着年龄增长而升高。除了糖尿病本身带来的风险和危害，糖尿病所引发的并发症对人们的健康具有更大的威胁。在我国糖尿病患者中，已有超过 940 万人确诊失明、卒中、心肌梗死、肾功能衰竭等糖尿病并发症。这些并发症不仅严重影响了患者的生活质量，还加重了社会的医疗负担。因此，糖尿病及其并发症是影响我国国民健康的重要问题，针对糖尿病的防治和管理已经成为医学界的重要课题。

　　糖尿病是慢性疾病，通常难以治愈，它并非单一病因导致，而是环境、遗传、生活习惯等多种因素共同作用的结果。同时，糖尿病所引发的多种损伤，例如视网膜、肾脏、心脑血管系统的损伤也加大了治疗的难度，使得糖尿病的治疗变得更加错综复杂。因此，糖尿病患者通常需要长期管理，涉及患者饮食、运动、药物治疗、血糖监测和糖尿病教育等多方面的综合管理。

目前,国家卫生健康委等部门联合制定的《健康中国行动——糖尿病防治行动实施方案(2024—2030年)》提出要建立医防融合的糖尿病防治体系,其中更是提到要开展糖尿病防治全民教育,普及健康生活方式,规范对糖尿病的管理。为了响应国家发布的糖尿病防治行动相关要求,结合对《国家基层糖尿病防治管理指南》的参考,制定了本指南。本指南适用于医疗卫生机构医务人员和糖尿病患者,指南内容涵盖糖尿病的介绍、预防、饮食调整、运动方案、血糖监测和药物治疗等方面,旨在为广大糖尿病患者提供易于理解、实用有效的健康管理建议,也为医疗卫生机构医务人员提供对糖尿病防治全方位、系统化的综合管理建议,以提升基层健康管理能力,改善中国糖尿病防控的严峻形势。

希望本指南能助力广大医务人员构建更系统化、规范化的糖尿病防治体系,促进糖尿病的健康教育。也衷心希望病友们通过对本指南的阅读,能够对自己的糖尿病有更深的了解和判断,结合自身情况进一步做好糖尿病的自我管理工作,把糖尿病对自己健康和生活的影响降到最小。

贾伟平

2024 年 10 月

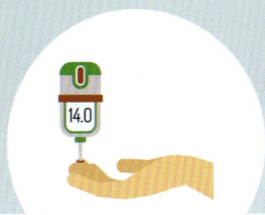

目 录

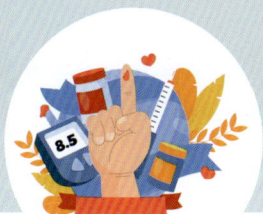

第一章

揭开"甜蜜"的面纱——初识糖尿病

一、认识糖尿病

1. 什么是糖尿病

糖尿病是由遗传和环境因素共同作用引起的慢性代谢性疾病,其主要特征是持续的高血糖状态。持续的高血糖可导致各种脏器,尤其是眼、肾、神经及心血管的长期损害和功能障碍。糖尿病的主要病理生理基础是体内胰岛素绝对或相对缺乏,和/或伴有胰岛素作用缺陷(即胰岛素抵抗)。

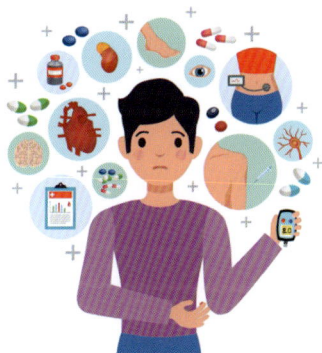

2. 糖尿病有哪些类型

根据 1999 年世界卫生组织的糖尿病病因学分型体系,按照病因学证据将糖尿病分为 4 种类型,即 1 型糖尿病、2 型糖尿病、特殊类型糖尿病和妊娠期糖尿病。1 型糖尿病包括免疫介导型和特发型。所有糖尿病中以 2 型糖尿病最常见,占 85% 左右。特殊类型糖尿病病因包括以下 8 类:①胰岛 β 细胞功能单基因缺陷;②胰岛素作用单基因缺陷;③胰源性糖尿病,如胰腺炎、创伤／胰腺切除术、胰腺肿瘤等;④内分泌疾病,如肢端肥大症、库欣综合征、胰高血糖素瘤、嗜铬细胞瘤、甲状腺功能亢进症等;⑤药物或化学品所致糖尿病,如糖皮质激素、甲状腺激素、盐酸、某些 β 肾上腺素受体激动药、噻嗪类利尿剂、苯妥英钠、干扰素及治疗肿瘤的一些单克隆抗体等;⑥感染,如先天性风疹、巨细胞病毒感染等;⑦不常见的免疫介导糖尿病;⑧其他与糖尿病相关的遗传综合征。妊娠期糖尿病是指妊娠期间发生的不同程度的糖代谢异常,但不包括孕前已诊断或已患糖尿病的病人,后者称为糖尿病合并妊娠。

3. 糖尿病有哪些典型症状

糖尿病的典型症状是"三多一少",即多饮、多尿、多食及体重减少。烦渴多饮,大量饮水仍不解渴;尿频量多,尤其是夜尿增多,影响睡眠;强烈的饥饿感,进食多仍感饥饿;进食量多而体重下降明显。

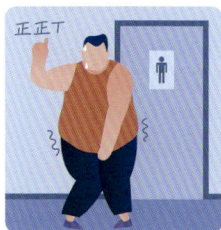
多尿

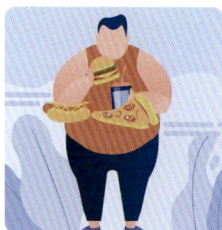
多饮、多食

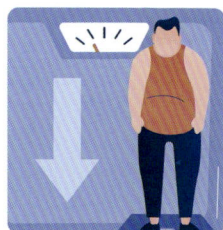
体重下降

4. 糖尿病一定会有症状吗

糖尿病不一定总是会有明显的症状,尤其是在早期阶段,很多患者可能没有任何显著的症状。这种无症状或症状轻微的情况在2型糖尿病中尤为常见,而1型糖尿病的症状往往较为明显。

5. 糖尿病的"蛛丝马迹"有哪些

1型糖尿病起病急,有典型的"三多一少"症状,而2型糖尿病往往起病隐匿,大多数患者在起病之初无明显症状。因此,除了典型的"三多一少"症状需要怀疑糖尿病外,当出现以下情况时也需要及时就医以明确有无糖尿病:①反复皮肤软组织感染、伤口久治不愈;②不明原因的视力下降、视物模糊;③女性反复尿路感染、外阴瘙痒;④男性不明原因性功能减退、勃起功能障碍;⑤过早患高血压、冠心病或卒中;⑥手足麻木、烧灼感;⑦尿中有蛋白(微量或明显蛋白尿)或尿糖阳性;⑧进餐后3小时左右出现饥饿、心慌、头晕、出汗等低血糖症状。

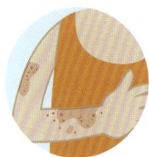

皮肤感染
久治不愈

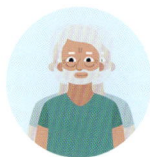

视力下降
视物模糊

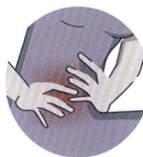

女性反复
尿路感染

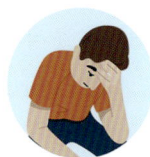

男性不明原因
性功能减退

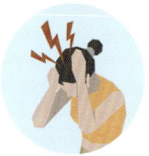

过早高血压/
心脑血管疾病

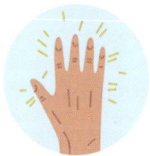

手足麻木/
烧灼感

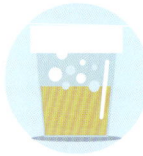

尿蛋白/
尿糖阳性

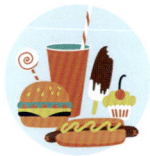

进餐后
低血糖

6. 糖尿病的危害是什么

糖尿病的危害主要表现为两大方面,一是因为急性高血糖而引起的糖尿病酮症酸中毒（diabetic ketoacidosis, DKA）、高血糖高渗状态（hyperglycemic hyperosmolar status, HHS）等急性并发症，如果救治不及时，可能危及生命；二是长期慢性高血糖所导致的并发症，包括大血管和微血管病变。大血管病变主要是指动脉粥样硬化性心血管疾病（atherosclerotic cardiovascular disease, ASCVD）等，其中 ASCVD 包括冠心病、脑血管疾病和周围血管疾病。微血管病变包括糖尿病视网膜病变、糖尿病肾脏病、糖尿病神经病变。上述糖尿病慢性并发症可以导致心肌梗死、卒中、失明、肾衰竭、截肢等严重后果，是糖尿病患者残疾和死亡的主要原因。此外，糖尿病患者患结直肠癌、肝癌等的风险也比健康人群高，这可能与糖尿病长期慢性的糖脂代谢紊乱，以及多伴有肥胖和脂肪肝有关。

7. 糖尿病患者能"摘帽"吗

糖尿病是慢性代谢性疾病，以往人们总认为患者一旦"戴帽"就终身不能摆脱糖尿病了，其实不然！对于常见的肥胖型 2 型糖尿病患者来说，主要是由于吃得多、动得少，能量的摄入远大于消耗，日积月累，肝脏、胰腺不堪重负而引起体重增加、血糖逐渐升高。这个时候如果能及时修正自己的生活方式，尤其是饮食方面——要戒断可乐等碳酸饮料，减少碳水化合物摄入并增加新鲜蔬菜的摄入；同时规律作息、增加运动量，把体重指数（body mass index, BMI）和腰围降到正常水平，这样就能使"摘帽"糖尿病成为可能！国内外多项研究表明，对于肥胖型 2 型糖尿病患者，体重下降 15% 以上可以大大增加"摘帽"机会。在临床上，我们见证了很多这样的患者通过饮食、药物、减重手术等"组合拳"实现了体重大幅下降和糖尿病"摘帽"。由此可见，糖尿病的"摘帽"实际上是指通过生活方式和药物治疗等手段,使血糖达标并长期维持的一种状态。

需要强调的是,"摘帽"也有"窗口期"。一般来说,患者的年龄越轻、发现和干预得越早,"摘帽"的可能性越大,这就提示一旦确诊,要及时就医,早下决心,早做干预。如果一拖再拖、旷日持久,则机体器官的功能就很难逆转了,糖尿病的"帽子"就戴牢了。

另外,"摘帽"不等于"绝缘"。有的患者通过努力摆脱了原有的降糖治疗,但也应该继续坚持饮食控制及运动的基本原则,保持体型。如果疏于自律,重新发胖,则难免重蹈覆辙,和糖尿病"第二次握手"。

对于1型糖尿病来说,目前还无法"摘帽",但科学家们正在探寻它的"摘帽"之路。

8. 胰岛素如何调节血糖？如何评估胰岛素分泌功能

胰岛素是由人体胰腺中的胰岛 β 细胞合成和分泌的一种激素。正常情况下,胰岛 β 细胞根据血液中葡萄糖(即血糖)水平的变化,不断调整胰岛素分泌量,满足人体代谢的需求。胰岛素主要作用于肝脏、脂肪及骨骼肌等组织,减少肝脏的葡萄糖

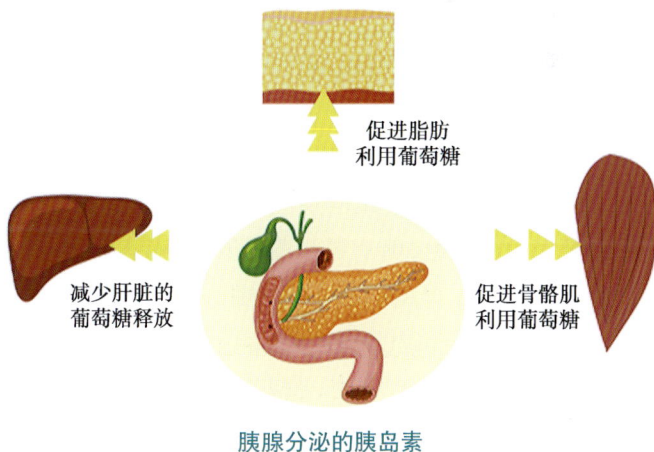

促进脂肪
利用葡萄糖

减少肝脏的
葡萄糖释放

促进骨骼肌
利用葡萄糖

胰腺分泌的胰岛素

释放,促进脂肪和骨骼肌利用葡萄糖,把血糖稳定在生理范围内。在临床上可以通过测定血液中的特定指标,衡量胰岛素分泌功能来评价人体的胰岛素分泌状况。常用的指标是空腹及糖负荷后(即服糖或餐后)的胰岛素、C肽水平,如测定口服葡萄糖耐量试验(oral glucose tolerance test,OGTT)各个时间点的胰岛素、C肽水平,可以了解胰岛素分泌曲线,也可以测定空腹、餐后胰岛素、C肽水平,估测胰岛素分泌功能。

9. 什么是胰岛素抵抗

胰岛素抵抗是指由于各种原因引起的人体对胰岛素的敏感性降低。通俗讲是指胰岛素的作用效率降低,即在正常情况下发挥降血糖作用的胰岛素的量不能起到应有的降血糖作用,需要更多的胰岛素才能达到相应的血糖控制水平。

二、 糖尿病的高危因素

10. 哪些人容易患糖尿病

具有以下危险因素的人群容易患糖尿病,需要引起重视。

成人符合以下情况中的一项,就属于糖尿病的高危人群:①有糖尿病前期史;②年龄≥40岁;③体重指数(BMI)≥24kg/m^{2}和/或中心型肥胖(男性腰围≥90cm,女性腰围≥85cm);④一级亲属(父母、同胞、子女)有糖尿病者;⑤缺乏体力活动者;⑥有巨大儿分娩史或有妊娠期糖尿病病史的女性;⑦有多囊卵巢综合征病史的女性;⑧有黑棘皮病者;⑨有高血压史,或正在接受降压治疗者;⑩高密度脂蛋白胆固醇<0.90mmol/L和/或甘油三酯>2.22mmol/L,或正在接受调脂药治疗者;⑪有动脉粥样硬化性心血管疾病史;⑫有类固醇类(糖皮质激素)药物使用史;⑬长期接受抗精神病药物或抗抑郁症药物治疗。

儿童和青少年高危人群为体重指数（BMI）大于或等于相应年龄、性别的第 85 百分位数，且合并以下 3 项危险因素中至少 1 项：①母亲妊娠时有糖尿病（包括妊娠期糖尿病）；②一级亲属或二级亲属有糖尿病史；③存在与胰岛素抵抗相关的临床状态（如黑棘皮病、多囊卵巢综合征、高血压、血脂异常）。

11. 什么是肥胖

肥胖是指机体脂肪总含量过多和 / 或局部含量增多及分布异常，是由遗传和环境等因素共同作用导致的慢性代谢性疾病。超重或肥胖是多种慢性病的高危因素。按照中国卫生行业标准，成人体重可以通过体重指数（BMI）判定：BMI $18.5\sim<24kg/m^2$ 为正常；BMI$<18.5kg/m^2$ 为消瘦，BMI $24\sim<28kg/m^2$ 为超重，BMI$\geq28kg/m^2$ 为肥胖。计算公式为：BMI= 体重 ÷ 身高的平方（体重单位：kg；身高单位：m）。

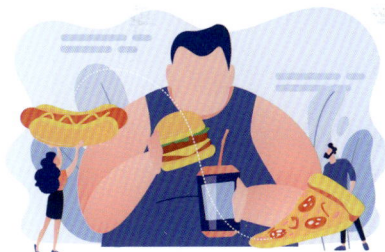

12. 什么是中心型肥胖

肥胖症依据脂肪积聚部位，可分为中心型肥胖和周围型肥胖。脂肪在腹部蓄积过多称为中心型肥胖。中心型肥胖可以通过腰围这个简易指标进行初步判断，具体标准为：中国成年人男性腰围$\geq90cm$，女性腰围$\geq85cm$。肥胖，尤其是中心型肥胖，就像一块"坏的土壤"，是糖尿病发生的主要危险因素，也与冠心病、痛风等多种代谢性疾病的发生有关。

13. 什么是代谢综合征

代谢综合征是指包括肥胖、高血糖、高血压、血脂异常等在内的一组代谢异常同时发生在同一个体的状态,是严重影响人体健康的临床症候群。代谢综合征不仅可以促进动脉粥样硬化性心血管疾病的发生,是引起卒中、心肌梗死的主要元凶,同时也增加 2 型糖尿病的发病风险。根据《中国糖尿病防治指南（2024 版）》,诊断代谢综合征的标准为:①腹型肥胖（男性腰围≥90cm,女性腰围≥85cm）;②高血糖（空腹血糖≥6.1mmol/L或餐后 2 小时血糖≥7.8mmol/L 和 / 或已确诊为糖尿病）;③高血压［血压≥130/85mmHg（1mmHg=0.133kPa）和 / 或已确诊为高血压］;④空腹甘油三酯≥1.70mmol/L;⑤空腹高密度脂蛋白胆固醇 <1.04mmol/L。上述 5 项中具备 3 项及以上者即可诊断为代谢综合征。

14. 2 型糖尿病会遗传吗

2 型糖尿病是由遗传和环境因素共同作用导致的,2 型糖尿病有遗传倾向。有研究表明,相较于父母双方无糖尿病的人,父母一方有糖尿病,后代发生糖尿病的风险约高出 2 倍,而父母双方都有糖尿病,后代发生糖尿病的风险可高至 4 倍。然而,大多数的糖尿病患者即使家族中有遗传背景,也需要有环境因素共同作用,才会得糖尿病。所以得不得糖尿病,还是掌握在自己手里。对于有糖尿病家族史的人群来说,应特别注重生活方式的调整,包括控制体重、保持适当的运动量、控制能量摄入以及保持膳食结构平衡,通过这些措施可以有效预防或延缓糖尿病的发生。

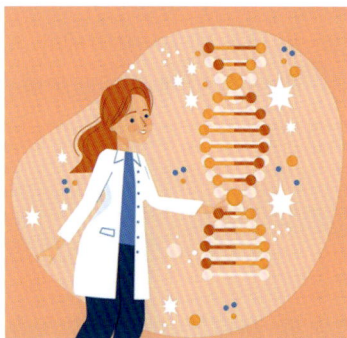

15. 糖尿病和吃糖有关吗

原则上讲,得糖尿病和吃糖的习惯没有直接关系。但嗜好甜饮料或甜食的人,尤其是本身有糖尿病高危因素的人,由于进食过多的糖分会导致能量摄入过多,从而更容易发生超重或肥胖,而肥胖是 2 型糖尿病发生的 一个重要原因。此外,对于特殊人群,比如儿童或青少年,建议不要喝太多含糖饮料,因为胰岛 β 细胞功能还没有发育好,摄入过多糖分容易增加胰岛 β 细胞负担,诱发糖尿病的发生。

16. 只有中老年人会得糖尿病吗

不是的。中老年人容易患糖尿病,是因为随着年龄的增长,器官功能都会发生退行性改变,胰岛功能也不例外,会出现衰退,调控血糖的能力下降,血糖就会升高。但如果能保持良好的生活习惯,就不会出现血糖升高或者能够延缓血糖升高的程度和时间。同时,糖尿病并非中老年人的"专利",年轻人如果存在不健康的生活方式,可能较年轻的时候就会发生糖尿病。

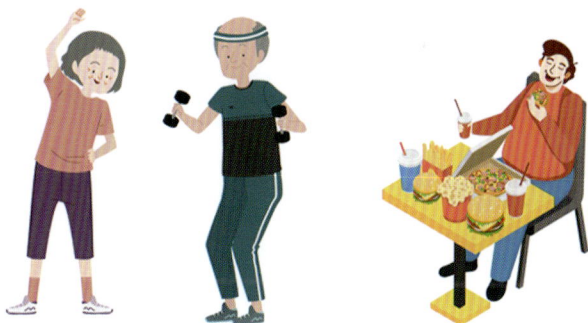

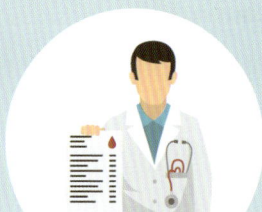

第二章

远离"甜蜜"的诱惑——预防糖尿病

17. 如何预防糖尿病

对于所有人而言,合理膳食、适量运动、控制体重、限盐、戒烟、戒酒、平衡心理状态的健康生活方式,都是预防糖尿病的生活宝典。简而言之,日行六千步,吃动两平衡,高危早筛查,预防糖尿病。

18. 糖尿病如何筛查

半数以上的 2 型糖尿病患者没有明显的临床症状,糖尿病筛查有助于这些患者的早发现、早治疗。针对糖尿病高危人群,推荐通过两点法进行筛查,即空腹血糖 + 口服葡萄糖耐量试验(OGTT)2 小时血糖。建议 2 型糖尿病高危人群每年至少检测 1 次空腹血糖或任意点血糖(随机血糖),其中空腹血糖筛查是简单易行的方法,宜作为常规的

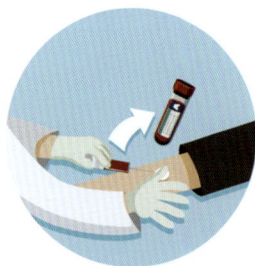

筛查方法,但有漏诊的可能性。如果空腹血糖≥6.1mmol/L 或随机血糖≥7.8mmol/L,建议行 OGTT 以进一步确诊。

19. 什么是糖尿病前期

糖尿病前期是介于正常血糖与糖尿病之间的高血糖状态,是从正常血糖进展至 2 型糖尿病的中间过渡阶段。糖尿病前期人群是 2 型糖尿病的最高危人群,其诊断标准是空腹血糖≥6.1mmol/L 且 <7mmol/L 和 / 或口服葡萄糖耐量试验(OGTT)2 小时血糖≥7.8mmol/L 且 <11.1mmol/L。

20. 糖尿病前期有症状吗

糖尿病前期没有什么典型的糖尿病临床症状,但多数人有肥胖、脂肪肝、高血压等表现,少部分人可能在餐后 3 小时左右有轻度的低血糖症状,比如心慌、出汗、饥饿等。通常在糖尿病筛查、体检或因其他疾病就诊时检测血糖而发现。因此,定期体检和早期筛查是发现糖尿病前期的有效方法。

21. 糖尿病前期都会进展为糖尿病吗

不一定!糖尿病前期是介于正常血糖与糖尿病之间的高血糖状态,通常认为其是发展到 2 型糖尿病的重要阶段。如果不及时干预,每年有 5%~10% 的糖尿病前期个体进展为 2 型糖尿病。及时、科学地进行生活方式干预,可以延缓糖尿病的发生,甚至有部分人可以逆转为正常血糖状态。

22. 糖尿病前期会出现相关并发症吗

高血糖对健康的损害在糖尿病诊断之前就可发生,因此糖尿病前期状态也有出现微血管并发症和大血管并发症的风险。

有研究表明,糖尿病前期人群中,约有 21% 的人合并肾脏病变,约 2.5% 的人合并视网膜病变。此外,尚有研究显示,糖尿病前期人群发生心血管疾病的风险是血糖正常的人的 1.2 倍。

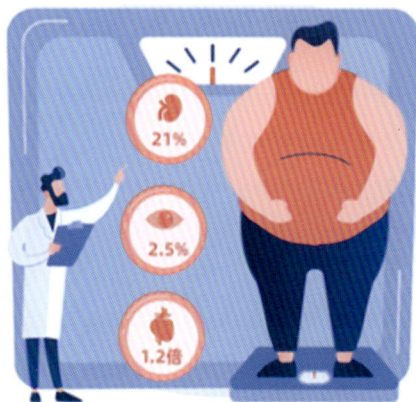

23. 处于糖尿病前期状态时,需要服药吗

大多数糖尿病前期个体可以通过健康饮食、运动疗法、改变不良生活习惯来控制糖尿病前期的进展;经过强化生活方式干预 6 个月仍效果不佳者,可考虑在医生指导下进行药物干预。

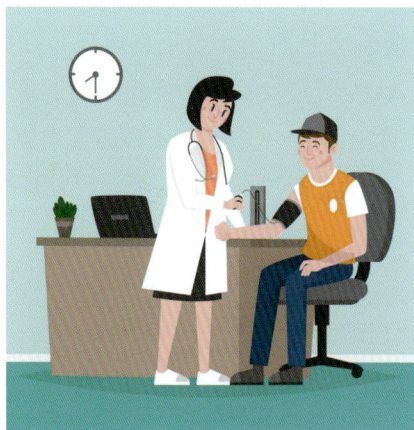

24. 处于糖尿病前期状态时,如何进行自我管理

糖尿病前期人群可以通过饮食控制和运动来降低糖尿病的发生风险,具体目标为:①使超重或肥胖个体的体重指数(BMI)小于或接近 24kg/m^2,或者体重至少下降 7%;②每日饮食总热量摄入至少减少 400~500kcal,超重或肥胖者应减少 500~750kcal;③中等强度体力活动时间至少保持在 150 分钟 /周;④要了解和控制自己的血糖、血压和血脂,至少每半年测量一次血糖,每年到医院进行一次糖尿病评估。

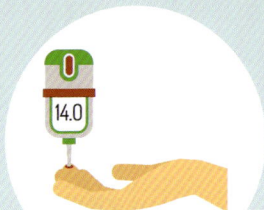

第三章

控糖必备技能——血糖监测

一、自我血糖监测的基础知识与技巧

25. 为何要重视自我血糖监测

自我血糖监测是指使用家用血糖仪自行测量指尖毛细血管血糖的一种方法。居家监测血糖,能实时反映饮食、运动、情绪和药物等对血糖的影响,有助于糖尿病患者制定适合自己的管理方案,也为医生优化治疗方案提供依据。此外,也可以及时发现并处理低血糖。

26. 监测血糖的最佳时间点有哪些

可以选择餐前、餐后(建议餐后 2 小时)、睡前及夜间(一般为凌晨 2:00—3:00)等时间点测量血糖,当有低血糖症状,比如心慌、出汗、饥饿等时要及时检测血糖(表 3-1)。

表3-1 各时间点血糖监测的主要适用范围

时间	适用范围
餐前血糖	空腹血糖较高,或有低血糖风险时(老年人、血糖控制较好者)
餐后2小时血糖	空腹血糖已获良好控制,但糖化血红蛋白仍不能达标者;需要了解饮食和运动对血糖影响者
睡前血糖	注射胰岛素患者,特别是晚餐前注射胰岛素患者
夜间血糖	经治疗血糖已接近达标,但空腹血糖仍高者;或疑有夜间低血糖者
其他	出现低血糖症状时应及时监测血糖,剧烈运动前后宜监测血糖

27. 只监测空腹血糖,不监测餐后血糖,可以吗

不可以,监测空腹血糖和餐后血糖同样重要。糖尿病患者通常监测空腹血糖,但当空腹血糖正常时,还要注意监测餐后2小时血糖,因为不仅空腹血糖,餐后血糖的升高也同样会给健康带来影响。餐后高血糖与心血管疾病风险增加相关,餐后血

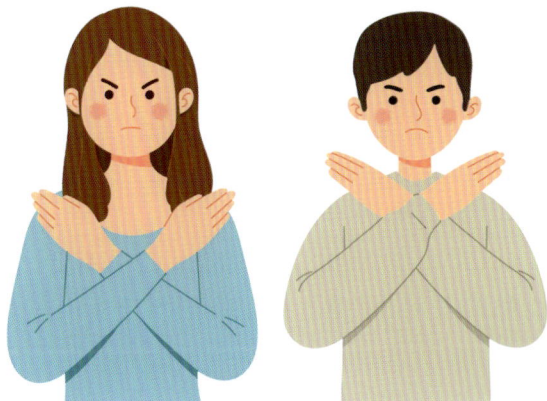

糖越高的人,其发生心绞痛、心肌梗死和卒中的风险也越高。还有一部分患者,尤其是老年人,往往表现为餐后血糖升高,而空腹血糖正常。因此监测餐后血糖也很重要。

28. 平时不监测血糖,不舒服了才监测,可以吗

不可以。血糖轻度升高时,往往没有症状,特别是老年糖尿病患者,血糖很高时,也可能不会感觉不舒服。所以,糖尿病患者平时应该规律地监测血糖,及时了解血糖水平,才能更好地控制病情。

29. 如何选择家用血糖仪

家用血糖仪(便携式血糖仪)应符合 GB/T 19634—2021《体外诊断检验系统　自测用血糖监测系统通用技术条件》。选择家用血糖仪主要从以下 4 个方面考虑:首先是血糖仪是否操作简便、快速、需血量小;第二是血糖仪是否准确,血糖检测结果与医院生化仪检测静脉血糖数据越接近越好;第三是血糖仪功能是否比较友好,特别是视力不好的老年患者应选用显示屏幕相对较大,字体大而清晰的血糖仪,若带有背光及语音提示更佳;第四是血糖仪是否有数据存储分析功能,是否可以通过互联网、物联网方便数据传输和健康管理。此外,与血糖仪配套的试纸、采血针等消耗品的性价比及血糖仪制造商的售后服务也需要纳入考虑。血糖仪应定期进行质量控制测试和比对,如前往医院预约化验静脉血糖的时候,随身携带血糖仪。抽静脉血的同时,用血糖仪对指尖血

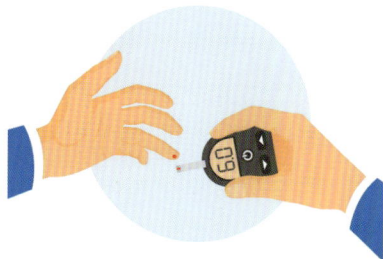

样进行检测,然后将静脉血化验结果和血糖仪读数进行比较。两者相差 15% 以内即视为准确,若超过 15%,则建议更换血糖仪。

30. 如何使用家用血糖仪正确测量血糖

采血前可将手臂下垂,使指尖充血,扎针后,从指根处向上轻轻推压手指两侧,使扎针部位冒出血滴。冬季测量血糖,如果手或手指尖很凉的话,应先搓热双手,从温暖的手指采血。老年糖尿病患者末梢循环差,可以用温水泡手后再采血。

测试前检查试纸条的有效期及调码(如有)是否符合,血糖仪是否清洁。测量血糖步骤如下图:

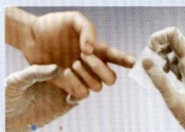

①用 75% 酒精棉片擦拭采血部位,待干后进行采血。

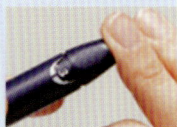

②选好采血笔的刺入深度后,紧贴手指侧面采血,以减少痛感。

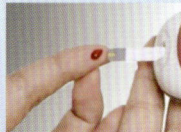

③不要挤血,不用第一滴血液,将第二滴血液涂于血糖试纸的指定区域。

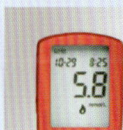

④严格按照操作说明书要求和操作规程进行监测。

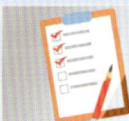

⑤监测记录包括测定日期、时间、餐前餐后、结果等。

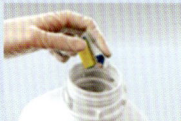

⑥使用后的针头不要随意丢弃,应放置在医用垃圾盒内。

正确测量血糖步骤示意图

17

31. 自测血糖和医院测的血糖有什么区别

　　家里的便携式血糖仪检测的是毛细血管血糖（通常用手指血），而医院的医用生化仪检测的是静脉血糖。便携式血糖仪检测的主要目的是方便、及时、全天候地开展自我血糖监测，有助于糖尿病患者的自我管理，同时为医生客观评估药效提供参考依据。而在医院抽血后检测的静脉血糖是糖尿病诊断的依据。

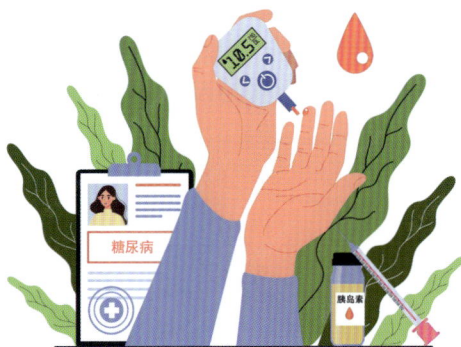

32. 为什么自测血糖值有时和医院测的血糖值不一致

　　首先，检测时间点可能不一致。人体血糖呈现波动性变化，如果自己检测的血糖值和医院测的血糖值不是在同一时间点进行检测得到的，其结果缺乏可比性，不一致是正常的。其次，检测血样来源不一致。医院测的血糖来自静脉血，家用血糖仪测的血糖来自毛细血管全血，虽然大部分时间两者数值比较接近，但有些时段可能会存在较大差异。通常空腹及餐前血糖、餐后 2 小时手指血糖与静脉血糖结果比较接近，而进餐1 小时内或剧烈运动后，手指血糖与静脉血糖会有较大差异。最后，检测过程可能没有严格按照操作要求进行。试纸条保存是否不当，有无过期，试纸调码是否正确，是否保持手指消毒皮肤的干燥,采血是否不当,有没有局部挤压增加血量等都会影响血糖检测结果,可能导致检测结果不一致。

33. 如何减少指血采集时的疼痛感

采取如下措施可以有效减轻疼痛感:①在手指侧面采血,尽量避免在指尖或指腹采血;②轮换手指采血,尽量避免使用最灵活、最敏感的拇指和食指;③采血针应确保一次性使用,避免因针头变钝而引起疼痛;④选用需血量小的血糖仪,选择合适粗细的采血针和可调节进针深度的采血笔;⑤绷紧扎针部位的皮肤,能使针头更快速地进出皮肤,可以减轻疼痛感;⑥酒精消毒后需要干燥后采血,避免残余酒精加重疼痛感。

34. 尿糖监测可以代替血糖监测吗

不可以! 一方面,尿糖阴性并不意味着血糖控制已经达标,也无法及时发现低血糖;另一方面,特殊情况下,比如老年人肾糖阈增高,此时虽然血糖高,但可能尿糖为阴性;妊娠期妇女可能会出现血糖不高,但尿糖阳性的情况;另外,部分患者服用的钠 - 葡萄糖协同转运蛋白 2 抑制剂类降糖药(如达格列净、恩格列净、卡格列净、艾托格列净等)也会导致尿糖阳性。

35. 什么是血糖波动

血糖波动是指血糖水平在高峰和低谷之间震荡的幅度。正常情况下人体的血糖水平并非恒定不变,可以受进餐、体力活动、情绪等因素的影响产生波动,但是波动幅度小而稳定,餐前与餐后血糖的差值在 2~4mmol/L 左右。正常人餐前血糖维持在 3.9~<6.1mmol/L,进餐后血糖开始升高,一般在进餐后半小时到 1 小时达到高峰,但不会超过 10mmol/L,随后血糖逐渐下降,

餐后 2 小时血糖 <7.8mmol/L,餐后 3 小时血糖回落至餐前水平。

糖尿病患者血糖调节能力明显减退,导致血糖波动幅度增大,由此加速对血管的损害,引起糖尿病慢性并发症的发生和发展。

36. 对血糖波动影响较大的常见因素是什么

对血糖波动影响较大的常见因素包括饮食、情绪、运动、生活作息、用药以及胰岛素分泌功能等。

(1)不规律的饮食是造成血糖波动的重要原因,如暴饮暴食会造成高血糖,进食量过少会造成低血糖。

(2)愤怒、焦虑和极度兴奋的情绪,会使血糖明显升高。

(3)运动能够消耗葡萄糖,适当运动有助于控制血糖;但是剧烈运动或运动时间过长,有可能引起血糖过低。

(4)生活作息不规律,如熬夜、失眠等会造成次日空腹血糖升高。

(5)降糖药使用不当会引起血糖波动过大。

(6)创伤、感染、手术等应激状态会导致血糖升高。

(7)患者的胰岛素分泌功能衰竭时,因自身调节血糖能力明显减退,会导致血糖波动增大。

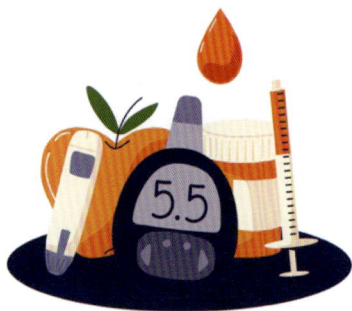

37. 什么是动态血糖监测

动态血糖监测(或称持续葡萄糖监测)是近年来投入临床使用的一种新型监测技术,就像动态心电图、动态血压监测一样,可以动态监测血糖变化,是一种能够反映血糖全天波动趋势的血糖监测技术。动态血糖监测可以帮助患者更详细地了解食物、药物、运动等对血糖的影响,可以为个性化的治疗方案提供依据,并提高患者治疗管理的依从性。

38. 什么是血糖目标范围内时间

在进行葡萄糖监测后,通过监测软件对于葡萄糖数据进行分析,会得到一些临床上非常有用的指标。在这些指标中,平均葡萄糖(mean glucose, MG),葡萄糖管理指标(glucose management indicator, GMI),葡萄糖变异系数(coefficient of variation, CV)和血糖在目标范围内时间(time in range, TIR)是临床上常用的持续葡萄糖监测的核心指标。这些指标的意义分别是:

- 平均葡萄糖(MG)是指进行监测期间的平均葡萄糖水平。

- 葡萄糖管理指标(GMI)是对平均血糖值进行计算得出的糖化血红蛋白的估算值,也被称为预估糖化血红蛋白。

- 葡萄糖变异系数(CV)是反映血糖波动的核心参数,应该低于 33%。CV 的数值越高,血糖波动程度越大。

- 血糖在目标范围内时间(TIR)是指葡萄糖水平为 3.9~10.0mmol/L 的时间(占比)。TIR 还衍生出了另外两个概念:低于目标血糖范围(<3.9mmol/L)的时间(占比)(time below range, TBR),高于目标血糖范围(>10mmol/L)的时间(占比)(time above range, TAR)。

血糖在目标范围内时间(TIR)是一个临床常用的血糖控制指标。研究显示 TIR 与糖尿病微血管并发症、大血管并发症、全因死亡和心血管死亡显著相关。因此,TIR 可作为评估血糖控制的有效指标,TIR 越高,血糖控制越好,并发症风险越低。对于大部分 1 型糖尿病和 2 型糖尿病患者,血糖控制在 3.9~10mmol/L 范围内的时间应该大于 70%,血糖高于 10mmol/L

的时间应该小于 25%，血糖低于 3.9mmol/L 的时间应该低于 4%。对于血糖控制应该高度个体化，在没有出现低血糖的情况下，TIR 水平越高越好。TIR 每增加 5%，会带来明显的临床获益。

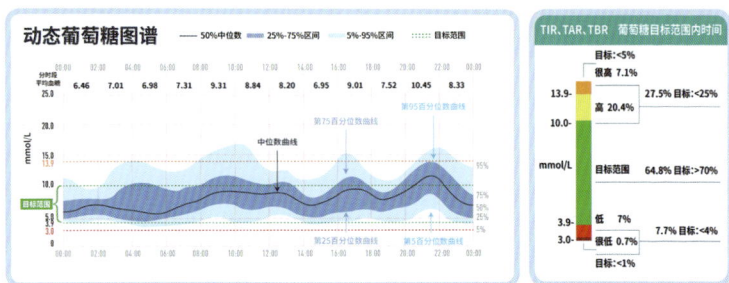

持续葡萄糖监测中的血糖在目标范围内时间

资料来源：动态葡萄糖图谱报告临床应用专家共识（2023 版）。

二、不同治疗方式下的血糖监测

39. 口服降糖药治疗的糖尿病患者如何监测血糖

对于使用口服降糖药的患者，建议每周交替监测餐前及餐后 2 小时血糖（表 3-2）。

表 3-2　口服降糖药治疗患者的餐时配对血糖监测方案

时间	空腹	早餐后	午餐前	午餐后	晚餐前	晚餐后	睡前
周一	√	√					
周二							
周三			√	√			
周四							
周五					√	√	
周六							
周日							

40. 胰岛素治疗的糖尿病患者如何监测血糖

不同胰岛素治疗方案的患者血糖监测方案不同（表3-3、表3-4、表3-5）。对于使用胰岛素治疗的患者，在治疗刚开始时推荐每天监测血糖，以便指导自己调整胰岛素用量；达到治疗目标后，可每周监测2~4天血糖。就诊前1天建议多次测量血糖，为医生调整治疗方案提供参考。

表3-3 每日1次基础胰岛素治疗的血糖监测方案举例

血糖监测	空腹	早餐后	午餐前	午餐后	晚餐前	晚餐后	睡前
每周3天	√						
复诊前1天	√	√		√		√	√

表3-4 每日2次预混胰岛素注射患者的血糖监测方案举例

血糖监测	空腹	早餐后	午餐前	午餐后	晚餐前	晚餐后	睡前
每周3天	√			√			
复诊前1天	√	√		√		√	√

表3-5 每日4次胰岛素注射患者的血糖监测方案举例

血糖监测	空腹	早餐后	午餐前	午餐后	晚餐前	晚餐后	睡前
每周3天	√		√		√		
复诊前1天	√	√		√		√	

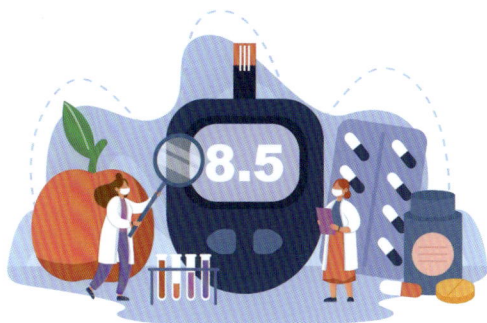

41. 其他注射类降糖药治疗的糖尿病患者如何监测血糖

对于使用除胰岛素外的其他注射类降糖药的患者,建议根据具体情况每周监测 2~4 次空腹或餐后 2 小时血糖。

42. 不用降糖药的糖尿病患者需要监测血糖吗

糖尿病管理中的重要一环就是血糖监测。虽然部分早期糖尿病患者可通过控制饮食和运动锻炼控制血糖,但是即使不使用降糖药,这部分糖尿病患者也需要通过监测血糖来了解自己的血糖控制状态。因此,对于不用降糖药的糖尿病患者仍然建议定期监测血糖,每 3~6 个月到医院检测糖化血红蛋白以了解整体血糖控制情况。

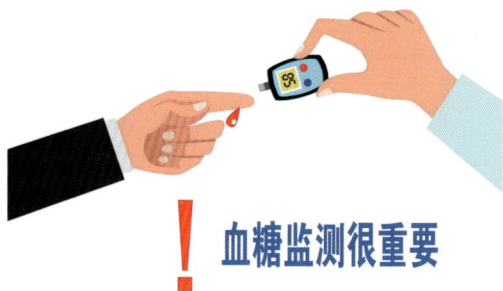

血糖监测很重要

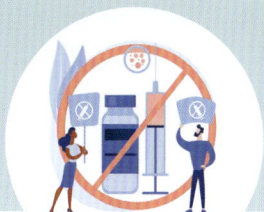

第四章

主动健康——糖尿病的非药物治疗

一、 均衡膳食——稳定血糖

43. 糖尿病患者日常管理的要素是什么

糖尿病患者日常自我管理有五大须知。

一是健康生活。

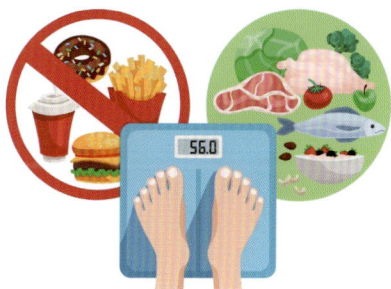

平衡膳食：通过合理膳食充分摄取人体每天所需的各种营养素。减少精致碳水化合物（如白米饭、面食、饼干等）的摄入，以全谷物或杂豆类替代 1/3 精白米、白面等主食，并避免含

糖饮料的摄入，不喝酒。适当运动：合理运动有助于血糖改善，超重、肥胖者减去 5% 的体重，会为降低血糖带来益处。戒烟：糖尿病患者吸烟会使患心血管疾病风险加倍。规律作息：每日至少 7 小时睡眠，有利于血糖稳定。

二是配合诊治。

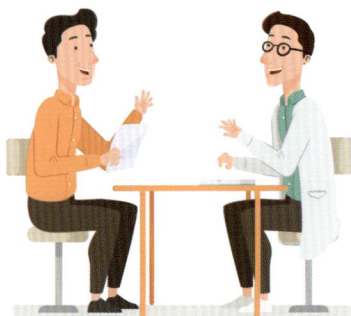

定期就医：患者应定期到正规的医疗机构就诊。遵医嘱用药：坚持用药有助于预防糖尿病并发症，如果服药后出现药物不良反应或需要调整用药，须及时和您的医生沟通。

三是主动管理。

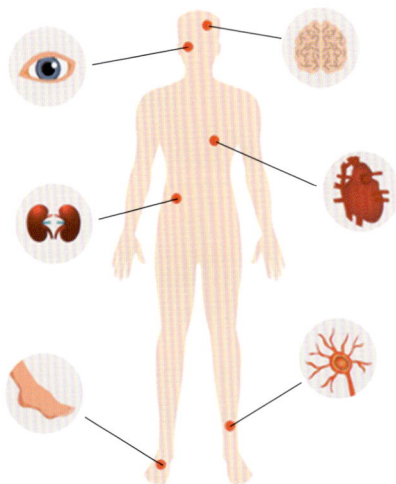

定制计划：与您信任的医护团队一起，定制个人管理计划。

规律监测：按医生建议定期监测您的血压、血糖、血脂及体重。

筛查并发症：每年进行慢性并发症筛查，包括足病、视网膜病变及肾脏病等。

四是平和心态。

良好心态：保持乐观的情绪与良好的心态，有助于保持健康。避免焦虑：糖尿病患者血糖短期内会出现波动，可能会感觉病情时好时坏，但不需要为此过分焦虑。积极调整：糖尿病是一种慢性病，如出现病情变化，建议积极调整心态，配合治疗方案的调整（如使用胰岛素等）。

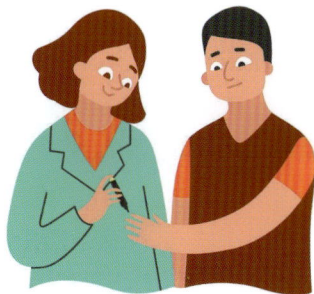

五是寻求支持。

支持管理：关心您的人可以协助您进行疾病管理。积极沟通：当因糖尿病或疾病管理遇到的问题而感觉情绪低落时，可和那些能理解您的家人、朋友或病友述说。

44. 糖尿病患者饮食原则有哪些

推荐一：主食定量，粗细搭配，提倡低血糖指数（glycemic index，GI）主食。关键推荐：①主食定量，按需摄入；②全谷物、杂豆类宜占主食摄入量的 1/3；③提倡选择低 GI 主食。

推荐二：多吃蔬菜，水果适量，种类、颜色要多样。关键推荐：①餐餐有新鲜蔬菜，烹调方法要得当；②每日蔬菜摄入量 500g 左右，深色蔬菜占 1/2 以上；③两餐之间适量选择水果，以低 GI 水果为宜。

推荐三：常吃鱼禽，蛋类和畜肉类适量，限制加工肉类摄入。关键推荐：①常吃鱼、禽，适量吃畜肉，减少肥肉摄入；②少吃烟熏、烘烤、腌制等加工肉类制品；③每天不超过 1 个全鸡蛋。

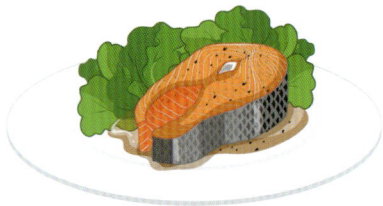

推荐四：奶类、豆类天天有，零食加餐合理选择。关键推荐：①每日 300ml 液态奶或相当量奶制品；②重视大豆及其制品的摄入；③零食加餐可适量选择坚果。

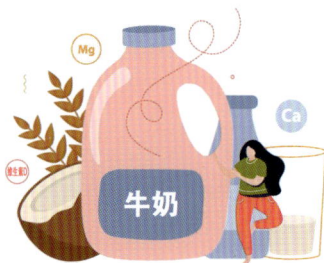

推荐五：清淡饮食，足量饮水，戒烟戒酒。关键推荐：①烹调注意少油少盐；②足量饮用白开水，也可适量饮用淡茶或咖啡；③不推荐糖尿病患者饮酒。

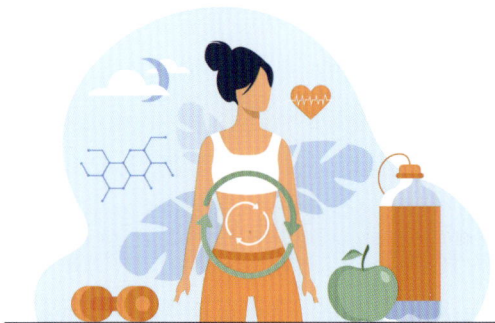

45. 进餐的时间和顺序会影响血糖吗

会的。吃同样的食物,但进餐的时间和顺序不同,也会对餐后血糖有不同的影响。糖尿病患者养成以下习惯,能够更好地控制餐后血糖波动:①定时定量进餐,餐次安排视具体情况而定;②调整进餐顺序,养成先吃蔬菜、最后吃主食的习惯;③控制进餐速度,细嚼慢咽。

46. 什么是血糖指数

血糖指数(GI)又可称为血糖生成指数,指进食含 50g 可利用碳水化合物的某种食物 2 小时内引起体内血糖升高的程度和进食 50g 葡萄糖引起的血糖升高程度的比值。通俗来讲,就是食物升高血糖的速度和能力。GI 值越大,食物升高血糖的速度越快、能力越强。高 GI 食物,消化吸收快,进食后血糖峰值高,下降快,可导致血糖波动,并容易增加体重。而

	低血糖指数 GI≤55	中血糖指数 55<GI<70	高血糖指数 GI≥70
特点	胃肠停留时间长,消化吸收缓慢,餐后血糖峰值低		消化吸收快,餐后血糖峰值高,下降速度快
血糖变化	血糖变化	血糖变化	血糖变化
典型食物			

不同血糖指数食物特点

注:典型低 GI 食物包括牛奶、豆类及制品、苹果、柑橘等;
中 GI 食物包括菠萝、哈密瓜、荞麦面条等;高 GI 食物
包括白面馒头、白面包、土豆泥、西瓜、蜂蜜等。

低 GI 食物,消化吸收缓慢,胃肠道停留时间长,餐后血糖峰值低且下降速度慢,可以起到控制血糖的作用,对减肥也有一定帮助。此外,相同热量的食物,也会因为食物的种类、烹调方式、来源及膳食纤维含量的不同,导致 GI 的不同。根据食物 GI,合理安排膳食,对于调节和控制血糖大有好处。常见食物 GI 值见本书附表。

47. 什么是血糖负荷

血糖负荷(glycemic load,GL)是 100g 食物中可吸收碳水化合物含量乘以血糖指数(GI),代表了单位重量食物升高血糖的能力。根据食用相应重量的食物对血糖的影响程度不同,可分为低血糖负荷(GL≤10)、中血糖负荷(10<GL<20)和高血糖负荷(GL≥20),GL 值越小表明所食用食物对于血糖影响越小。由于 GL 既考虑了碳水化合物含量,又考虑了食物的升糖速度,对糖尿病患者的实际参考价值更大。

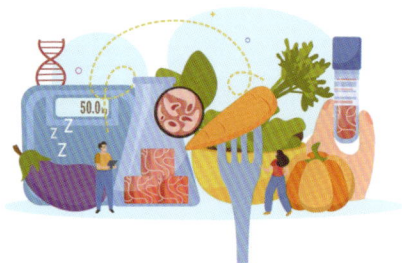

48. 糖尿病患者可以吃水果吗

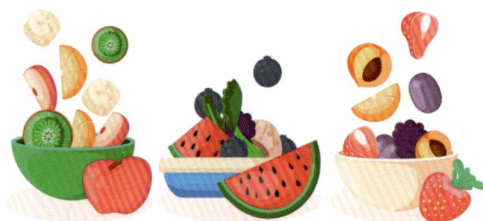

可以的。我国针对所有人群的饮食指南都会建议相应人群吃水果。对于糖尿病患者来说,他们吃水果只是需要注意水果进食的时间、水果含糖量及进食量等。对于血糖控制平稳的患者,可在两餐之间进食适量水果。选择水果时应优先选择低血糖指数(GI)和低血糖负荷(GL)的水果。根据水果对血糖的影响,每天可食用150~200g左右的水果(可提供约90千卡的热量),同时应减少半两(25g)的主食,这就是食物的等热量交换,以使每日摄入的总热量保持不变。每种水果具体吃多少还要根据水果的含糖量做相应的调整。

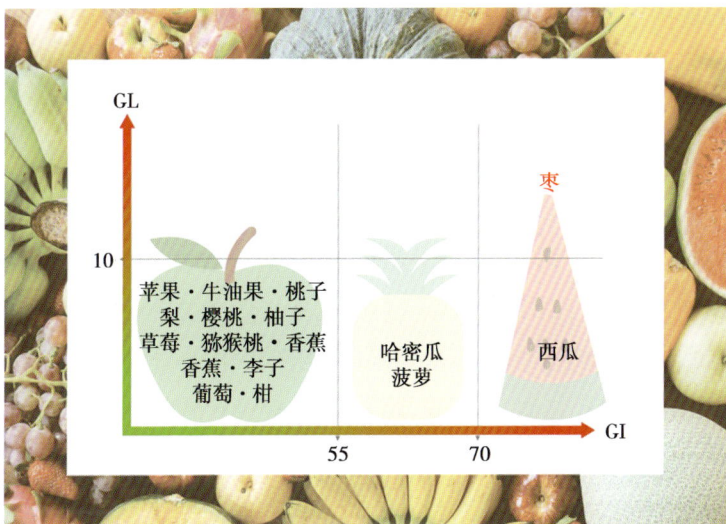

常见水果 GI、GL 示意图

49. 无糖食品可以随便吃吗

不可以。绝大多数的无糖食品,指的是没有使用蔗糖,用无糖的甜味剂(如淀粉糖浆、果葡糖浆)替代了蔗糖。人工甜味剂主要是指一些具有甜味但不是糖类的化学物质。甜度一般比蔗糖高十倍至数百倍。它们往往不具有营养价值。人工合成甜味剂有糖精、糖精钠、环己基氨基磺酸钠、阿斯巴甜等，这些甜味剂是无糖的，具备口味良好、稳定性高、水溶性好的特点，适当少量食用对血糖一般不会有影响，但是也需要注意不能多吃。有研究提示，人工甜味剂摄入量较高的人发生糖尿病的风险增加，并且相比于不摄入人造甜味剂的人，摄入人工甜味剂的人，患癌风险增加。

　　此外，很多"无糖"的点心也是用米、面等粮食做成的，摄入后在体内也可以分解为糖，摄入多了后，也会使血糖升高。

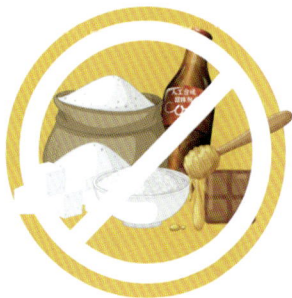

50. 糖尿病患者要控制食盐摄入吗

　　需要控制。世界卫生组织推荐，糖尿病患者每日盐的摄入量应该控制在5g以下。很多糖尿病患者伴有高血压或血脂异常，所以饮食上不仅要低糖、低脂，还要低盐，每天的食盐摄入量不超过5g。除了食盐以外，我们还要警惕"隐形盐"的摄入，比如味精、鸡精、酱油、甜面酱、腐乳、咖喱等调味品，腌制食品等。

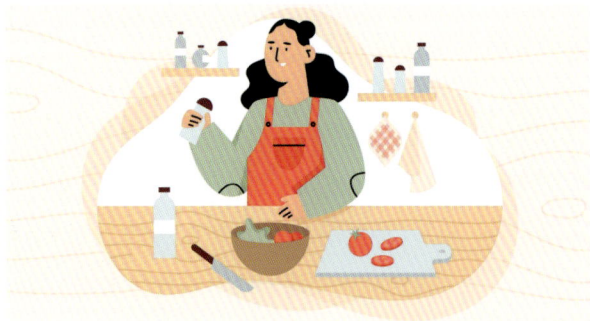

二、适量运动——安全降糖

51. 为什么糖尿病患者需要运动

缺乏身体活动是多种慢性病发生的重要原因。运动锻炼对预防糖尿病至关重要,同时在糖尿病患者的综合管理中占有重要地位。规律运动有助于控制血糖,降低心血管疾病发生风险,减轻体重,提升幸福感。有研究显示,规律运动 8 周以上可将 2 型糖尿病患者的糖化血红蛋白降低 0.66%,坚持规律运动 12~14 年的糖尿病患者死亡率显著降低。

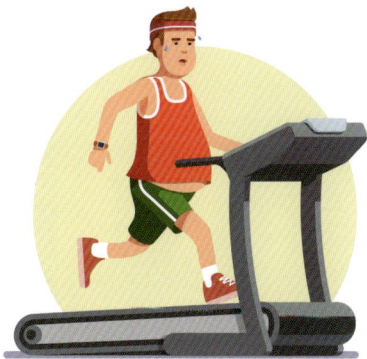

52. 糖尿病患者如何运动

运动治疗是糖尿病的基础治疗措施,规律运动有助于控制血糖、减少心血管危险因素,改善心理状态,提升幸福感。糖尿病患者要在专业指导下,选择适合自己的运动方式、运动强度和运动量,要循序渐进。推荐成人 2 型糖尿病患者每周至少 150 分钟(如每周运动 5 天,每次 30 分钟)中等强度的有氧运动(表 4-1)。中等强度是指达到 50%~70% 最大心率(最大心率 =220 – 年龄),运动时有点费力,心跳和呼吸加快但不急促。如无禁忌证,每周最好进行 2~3 次抗阻运动(两次锻炼间隔≥48 小时),锻炼肌肉力量和耐力。

表 4-1　一次运动锻炼的基本组成

组成	内容
热身活动	5~10 分钟低到中等强度的心肺和肌肉耐力活动
运动内容	20~60 分钟有氧运动、抗阻运动、柔韧性练习、平衡协调练习
整理活动	5~10 分钟低到中等强度的心肺和肌肉耐力活动
拉伸活动	5~10 分钟拉伸活动

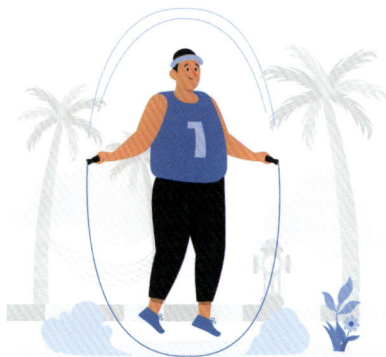

53. 适合糖尿病患者的有氧运动和抗阻运动有哪些

有氧运动主要包括步行、慢跑、广播操、有氧舞蹈、太极拳、养生功法、八段锦、自行车、游泳等。抗阻运动包括自重训练（即徒手力量练习）如平板支撑、俯卧撑、仰卧起坐，器材锻炼如弹力带、哑铃等。

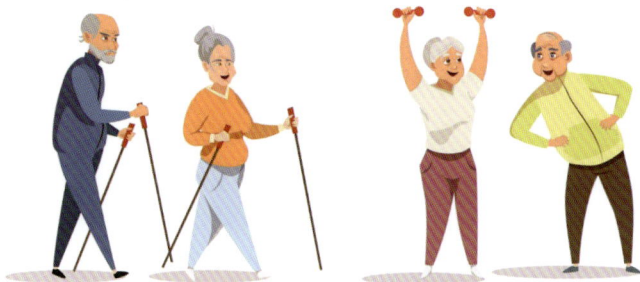

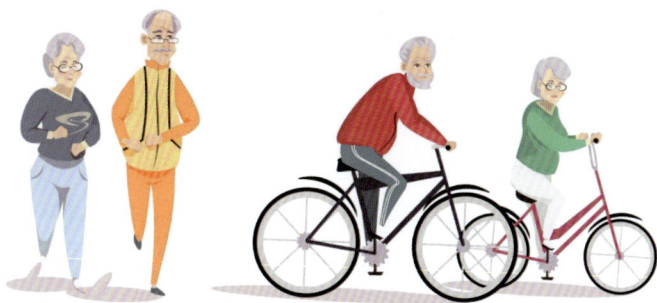

54. 糖尿病患者运动要注意什么

在运动前要准备好合适的运动装备,比如合脚、舒适透气的运动鞋袜,袜子吸汗、袜口宽松。要做好充分的准备活动,进行适当的整理放松。

在运动过程中,可以通过关注运动中的心率、出汗量、脸色、疲劳感、不适感等对运动强度进行监控和评估。可通过运动后睡眠良好,第二日晨起的脉搏基本恢复到平日水平,无明显疲劳感,情绪正常或者更好等自我感觉来判断运动强度适宜。

运动前后要加强血糖监测,运动量大或剧烈运动时应临时调整饮食及药物治疗方案,以免发生低血糖。运动中要注意及时补充水分。

以下情况应禁止运动训练:糖尿病酮症酸中毒;空腹血糖 >16.7mmol/L 或血糖 <3.9mmol/L;糖尿病合并增殖性视网膜病变,严重的肾脏病,严重的心脑血管疾病(不稳定型心绞痛、严重心律失常、短暂性脑缺血发作);糖尿病合并急性感染等。

三、养成健康生活好习惯

55. 糖尿病患者可以饮酒吗

不推荐糖尿病患者饮酒。酒精与心血管疾病、肝硬化、肝癌等多种疾病的发生风险密切相关。已有研究表明，任何剂量的酒精都与一些短期或长期的健康风险增加有关，因此饮酒没有所谓的"安全值"，随着饮酒量和饮酒频率的增加，健康风险也随之增加。酒精可能诱发低血糖，尤其是服用磺脲类药物或注射胰岛素及胰岛素类似物的糖尿病患者应避免空腹饮酒。服用二甲双胍的患者饮酒后有发生乳酸酸中毒的风险，也应注意避免饮酒。

56. 糖尿病患者吸烟有什么危害

吸烟会使糖尿病的发病风险增加，开始吸烟的年龄越小，吸烟的量越大，糖尿病的发病风险越高。吸烟会使糖尿病患者的死亡风险增加 55%，冠心病风险增加 51%，卒中风险增加 54%，心力衰竭风险增加 43%。吸烟糖尿病患者出现外周血管疾病的概率是不吸烟者的 2 倍多。吸烟还可损伤肾脏，增加尿蛋白和糖尿病肾脏病的发生。

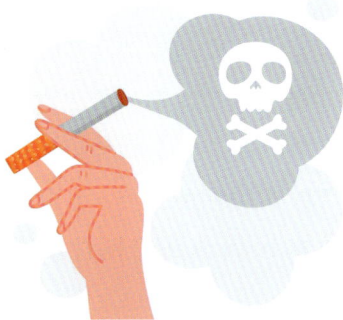

57. 糖尿病患者戒烟有什么好处

戒烟有利于血糖的控制，能显著降低糖尿病患者心血管疾病的发生率和死亡率,还可以延缓糖尿病肾脏病的发生和发展。研究表明,戒烟超过6年的糖尿病患者发生心血管疾病死亡的危险与目前吸烟者相比降低了50%。因此,戒烟对于预防糖尿病或者是延缓糖尿病并发症的发生发展都是极其重要的。

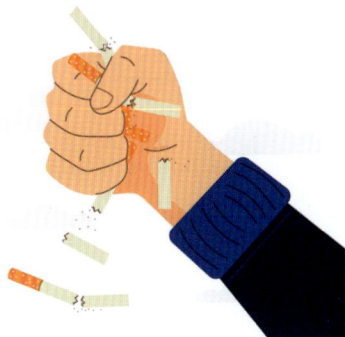

58. 睡眠不好会影响血糖吗

睡眠不好会在一定程度上影响血糖。睡眠不好会引起体内肾上腺素和皮质醇等"升糖激素"分泌量增加,使胰岛素敏感性降低,导致血糖升高。已有研究表明,睡眠不足或者睡眠质量不好的人发生糖尿病的风险会增加28%~84%。

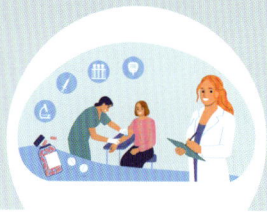

第五章

寻求支持——糖尿病的就医与药物治疗

一、 去医院看病早知道

59. 糖尿病患者出现哪些情况需要及时就医

糖尿病患者出现以下情况应及时就医。

（1）多饮多尿症状加重、胃口差、恶心、呕吐等，疑有发生糖尿病急性并发症时。

（2）反复发生低血糖或发生过 1 次严重低血糖者。糖尿病患者低血糖容易诱发心脑血管疾病，如心肌梗死、卒中等。

（3）发生严重感染或反复感染，如尿路感染、呼吸道感染、皮肤感染、足部感染等。糖尿病患者抵抗力较正常人低，容易发生感染而且感染不容易控制。

（4）出现心悸、胸闷、胸痛、头晕、偏侧肢体麻木等，需要立即就医排除心绞痛、心肌梗死和卒中。

（5）尿液中泡沫增多、下肢水肿。尿液中泡沫增多可能是尿糖高、蛋白尿或有尿路感染；下肢水肿可能是存在肾脏病变或心脏功能受损。

（6）手足麻木、刺痛、灼热感、蚁爬感,提示有糖尿病神经病变。

（7）视物模糊,可能是糖尿病眼底病变、白内障或血糖过高。

（8）有间歇性跛行,表现为行走时下肢（主要为小腿）逐渐出现越来越明显的疼痛或酸胀感,患者不能继续行走,休息片刻症状缓解后患者才能继续行走,提示有下肢血管堵塞。

（9）拟怀孕或已经怀孕的糖尿病患者。

（10）血糖、血压和血脂控制不达标者。

无糖尿病病史者,如出现"三多一少"症状或有糖尿病的"蛛丝马迹"时,也应及时就医以明确是否患有糖尿病。

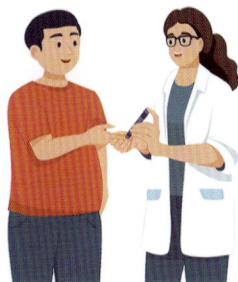

60. 到医院看病前要做好哪些准备

建议患者就医前做好以下准备。

（1）想清楚此次需要了解的重点问题,如:糖尿病类型、有无并发症及并发症种类;是否需要调整治疗方案;咨询饮食、运动、用药（药品名称、剂量、剂型）等。可提前把问题写下来,避免就诊时因环境嘈杂、心情紧张而遗忘。

（2）为长期控制血糖达标,建议患者定期监测血糖,并将结果记录到自制的血糖监测记录表。每次就诊前,监测三餐前后、睡前血糖各1~2次。如使用有数据存储分析功能的血糖仪监测血糖,则打印储存的数据和分析的结果。

（3）就诊时需要携带的物品包括:病历本、必要证件、血糖监测记录表、目前服用的降糖药名字（建议带上药物的外包装和说明书）、既往检验和检查结果等。以上准备可以帮助患者在就诊时更加从容，也有助于医生迅速全面掌握病情，以确定个体化、精准化的治疗方案。

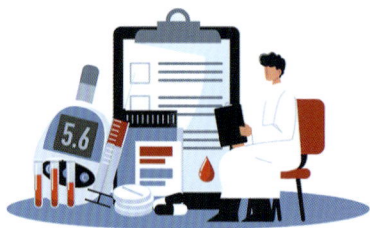

61. 到医院看病一定要空腹吗

不一定，需要视情况而定。对于初次就诊的糖尿病患者，或者血糖控制欠佳拟调整治疗方案的患者，通常需要完善空腹血糖、胰岛功能、血脂等需要空腹采血的检查项目。为了能够在就医当天完成血液检查，建议最好空腹就医。需要注意的是，空腹检查建议在早晨 7 时至 9 时采血。为避免发生低血糖，建议随身带些饼干和糖果。对于血糖控制稳定而且本次就诊不需要抽血检查的患者，或者只需要行糖化血红蛋白检测的患者，则无须空腹就诊。

62. 做检查当天需要停药吗

对于降糖药以外的其他慢性病药物，检查当天不需要停药。对于降糖药：如当天需要空腹检查，建议随身携带降糖药物和早餐，检查前暂不服药，检查完成后及时服药及进食早餐；如仅需要检查餐后 2 小时血糖和 / 或糖化血红蛋白的患者，则应照常服药，如此可以更好地评估患者当前降糖方案的疗效。

63. 为什么要测糖化血红蛋白

糖化血红蛋白 A_{1c}（hemoglobin A_{1c}，HbA_{1c}）在临床上已作为评估长期血糖控制状况的"金标准"，能够反映抽血前 2~3 个月的平均血糖水平,是糖尿病辅助诊断和调整治疗方案的重要依据。在治疗之初建议每 2~3 个月检测 1 次,一旦达到治疗目标可以每 6 个月检查 1 次。糖尿病患者 HbA_{1c} 持续稳定达标,可以防止和延缓糖尿病视网膜病变、肾脏病、神经病变以及心脑血管疾病等慢性并发症的发生发展。HbA_{1c} 与检测当天的进餐没有关系,检测时间不受进餐时间及短期生活方式改变的影响。

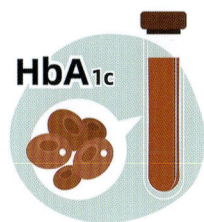

64. 什么是糖尿病的综合控制达标? 标准是什么

糖尿病患者的治疗策略是综合性的,包括血糖、血压、血脂和体重的控制、抗血小板治疗和改善生活方式等措施。糖尿病的综合控制达标是指糖尿病患者血糖、血压、血脂和体重的共同控制达标(表 5-1)。

表 5-1　糖尿病综合控制达标的目标值

指标	目标值
血糖 /(mmol·L^{-1})	
空腹	4.4~7.0
非空腹	<10.0
糖化血红蛋白 /%	<7.0
血压 /mmHg	<130/80
总胆固醇 /(mmol·L^{-1})	<4.5
高密度脂蛋白胆固醇 /(mmol·L^{-1})	
男性	>1.0
女性	>1.3
甘油三酯 /(mmol·L^{-1})	<1.7

续表

指标	目标值
低密度脂蛋白胆固醇 /（ mmol · L^{-1} ）	
未合并动脉粥样硬化性心血管疾病	<2.6
合并动脉粥样硬化性心血管疾病	<1.8
体重指数 /（ kg · m^{-2} ）	<24.0

资料来源:《中国糖尿病防治指南（ 2024 版 ）》。

65. 糖尿病患者为什么需要综合控制达标

糖尿病综合控制达标可以降低糖尿病患者微血管并发症（ 如视网膜病变、肾脏病变、神经病变 ）和大血管并发症（ 如心肌梗死、卒中等 ）的发生风险。研究表明,在 2 型糖尿病患者中,糖化血红蛋白 A_{1c}（ HbA_{1c} ）每下降 1% 可使微血管并发症风险降低 37%,大血管并发症风险降低 12%~43%。而采取降糖、降压、降脂及抗血小板等综合防治策略可使糖尿病患者的全因死亡率及心血管死亡率降低 46%~57%。因此,对糖尿病患者进行"三高共管"（ 高血糖、高血压和高血脂的共同管理 ）是提高健康管理效果的核心。

66. 什么是口服葡萄糖耐量试验

口服葡萄糖耐量试验（ OGTT ）是一种葡萄糖负荷试验,用来了解胰岛 β 细胞分泌胰岛素的功能和机体对血糖的调节能力,是确诊糖尿病的重要方法之一,在血糖升高但尚未达到糖尿病诊断标准时,可采用该试验来明确是否为糖尿病。

OGTT 具体做法:将 75g 无水葡萄糖粉（ 如用含 1 分子水葡萄糖粉,则为 82.5g ）溶于 300ml 温开水中,先在空腹状态下抽血,然后将已溶解的葡萄糖水 5 分钟内喝下,并记录喝第一口糖水的时间,在喝第一口糖水后 2 小时再次抽血测血糖。由于该试验会升高血糖,已确诊为糖尿病的患者不宜做此项试验。此外,在需要了解胰岛素分泌功能时,除了空腹抽血外,可分别在喝第一口糖水后 0.5 小时、1 小时、2 小时、3 小时抽血测血糖、胰岛素和 / 或 C 肽。

67. 做口服葡萄糖耐量试验需要注意什么

做口服葡萄糖耐量试验(OGTT)需要注意以下事项:①检查前必须空腹 8~10 个小时,如果第二天早上 8 点钟准备做葡萄糖耐量试验,最好从前一天晚上 10 点后就不要再进食;②试验前 3 天内,每日碳水化合物摄入量不少于 150g;③在疾病允许情况下,试验前 3~7 天停用可能影响该试验的药物,如避孕药、利尿剂或苯妥英钠等;④试验过程中,不喝茶或咖啡,不吸烟,不做剧烈运动,可少量饮水。试验过程不需要卧床。

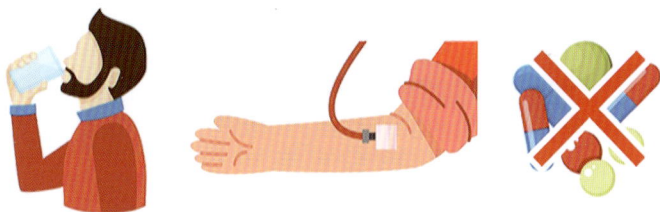

68. 如何判读口服葡萄糖耐量试验的结果

当空腹血糖 <6.1mmol/L,口服葡萄糖耐量试验(OGTT)2 小时血糖 <7.8mmol/L,为正常糖耐量;当空腹血糖≥7.0mmol/L 和 / 或 OGTT 2 小时血糖≥11.1mmol/L,为糖尿病;当空腹血糖 <7.0mmol/L,且 OGTT 2 小时血糖范围为 7.8~<11.1mmol/L,为糖耐量减低;当空腹血糖范围为 6.1~<7.0mmol/L,且 OGTT 2 小时

血糖 <7.8mmol/L，为空腹血糖受损（表 5-2）。空腹血糖受损和糖耐量减低又称糖尿病前期。

表 5-2　OGTT 结果解读

糖代谢状态	空腹血糖 /（mmol·L^{-1}）	糖负荷后 2 小时血糖 /（mmol·L^{-1}）
正常血糖	<6.1	<7.8
空腹血糖受损	6.1~<7.0	<7.8
糖耐量减低	<7.0	7.8~<11.1
糖尿病	≥ 7.0	≥ 11.1

二、糖尿病的药物治疗

69. 口服降糖药有哪些种类

目前，常用的口服降糖药主要有以下几类：双胍类、胰岛素促泌剂（包括磺脲类和格列奈类）、α- 糖苷酶抑制剂、噻唑烷二酮类、二肽基肽酶 -4（dipeptidyl peptidase-4，DPP-4）抑制剂、钠 - 葡萄糖共转运蛋白 2（sodium-glucose linked transporter-2，SGLT-2）抑制剂和葡萄糖激酶激动剂。表 5-3 为常用的各类药物。

表 5-3　常用口服降糖药

种类		药物名称举例
双胍类		二甲双胍片、二甲双胍缓释片、二甲双胍肠溶片
胰岛素促泌剂	磺脲类	格列吡嗪、格列齐特、格列苯脲、格列美脲、格列喹酮、格列齐特缓释片、格列吡嗪控释片
	格列奈类	瑞格列奈、那格列奈、米格列奈
α- 糖苷酶抑制剂		阿卡波糖、伏格列波糖、米格列醇
噻唑烷二酮类		罗格列酮、吡格列酮

续表

种类	药物名称举例
二肽基肽酶 -4（DPP-4）抑制剂	西格列汀、阿格列汀、沙格列汀、利格列汀、维格列汀
钠 - 葡萄糖共转运蛋白 2（SGLT-2）抑制剂	达格列净、恩格列净、卡格列净、艾托格列净、恒格列净
葡萄糖激酶激动剂	多格列艾汀

70. 各类口服降糖药的作用机制和主要不良反应是什么

不同种类的口服降糖药作用机制和不良反应不同，表 5-4 简单汇总了各类口服降糖药的作用机制和主要不良反应。

表 5-4　各类口服降糖药的作用机制和主要不良反应

种类	作用机制	主要不良反应
双胍类	减少肝脏葡萄糖的输出，改善外周胰岛素抵抗	胃肠道反应，严重不良反应为乳酸性酸中毒
胰岛素促泌剂（磺脲类、格列奈类）	促进胰岛 β 细胞分泌胰岛素，增加体内胰岛素水平	低血糖和体重增加
α- 糖苷酶抑制剂	延缓碳水化合物在小肠上部的吸收	胃肠道反应
噻唑烷二酮类	增加机体对胰岛素作用的敏感性	体重增加和水肿；增加骨折和心力衰竭发生的风险
二肽基肽酶 -4（DPP-4）抑制剂	抑制 DPP-4 活性而增加活性肠促胰素的水平	总体不良反应发生率低
钠 - 葡萄糖共转运蛋白 2（SGLT-2）抑制剂	抑制肾脏对葡萄糖的重吸收，降低肾糖阈，从而促进尿糖的排出	泌尿系统和生殖系统感染及与血容量不足相关的不良反应
葡萄糖激酶激动剂	作用于葡萄糖储存与输出器官中的葡萄糖激酶靶点，改善胰岛 β 细胞功能，降低胰岛素抵抗	用于肝酶升高、血脂异常等

71. 口服降糖药的服药时间有讲究吗

有的。正确的服药时间可以帮助患者在获得良好疗效的同时，减少不良反应的发生。如果服药时间不正确，可能会影响降糖疗效，增加低血糖风险、胃肠道反应等。常用口服降糖药服药时间见表 5-5。由于降糖药物种类很多，作用时间也不一致，一旦使用的药物漏服，请咨询医生给出补服建议。

表 5-5　常用口服降糖药服用时间

种类	常用药物		推荐服用时间
双胍类	二甲双胍		建议餐中或餐后即刻服用
胰岛素促泌剂	磺脲类	格列吡嗪	建议餐前 30 分钟内服用
		格列喹酮	建议餐前 30 分钟内服用
		格列本脲	建议餐前服用
		格列齐特	建议用餐时服用
		格列美脲	建议早餐前立即服用，若不吃早餐，则于第一次正餐前立即服用
		格列齐特缓释片	建议早餐时服用
		格列吡嗪控释片	建议与早餐或当天的第一次正餐同服
	格列奈类	瑞格列奈	建议餐前 15 分钟内服用，也可掌握在餐前 30 分钟内
		那格列奈	建议餐前 15 分钟内服用
		米格列奈	建议餐前 5 分钟内服用
α- 糖苷酶抑制剂	阿卡波糖		建议餐前即刻整片吞服或与前几口食物一起咀嚼服用
	伏格列波糖		建议餐前服用，服药后即刻进餐
	米格列醇		建议用餐时服用
噻唑烷二酮类	吡格列酮		服药时间不受进餐影响
	罗格列酮		

续表

种类	常用药物	推荐服用时间
二肽基肽酶-4（DPP-4）抑制剂	西格列汀	服药时间不受进餐影响
	阿格列汀	
	维格列汀	
	沙格列汀	
	利格列汀	
钠-葡萄糖共转运蛋白2（SGLT-2）抑制剂	达格列净	服药时间不受进餐影响
	恩格列净	
	卡格列净	
	艾托格列净	
	恒格列净	
葡萄糖激酶激动剂	多格列艾汀	建议早餐前和晚餐前一小时内任何时间服用

注：服药时间并非绝对如表所示，具体请遵循专科医生的医嘱。

72. 二甲双胍伤肝伤肾吗

二甲双胍主要通过胃肠道吸收，不与血浆蛋白结合，也不经过肝脏代谢，以原型的形式经肾脏排出体外，因此本身没有肝脏和肾脏毒性，正常情况下服用二甲双胍不会伤肝伤肾。需要注意的是，在患者已有明显肝肾功能受损的情况下使用二甲双胍可能会造成乳酸堆积而发生乳酸性酸中毒，这些患者要避免使用二甲双胍或者在医生指导下谨慎使用。此外，在糖尿病急性并发症、合并心力衰竭、严重缺氧的疾病（如慢性阻塞性肺疾病等）、严重感染和外伤、大手术等情况时也要避免使用二甲双胍。建议长期服用二甲双胍患者，要注意监测肝肾功能和维生素 B_{12} 水平。

73. 肝功能或肾功能损害的患者可以用口服降糖药吗

肝肾功能损害的患者并不是所有口服降糖药都不能用，有些口服降糖药即使在肝肾功能损害已经比较明显的时候也是能用的。要根据血糖和肝肾功能损害的程度来选用合适的口服降糖药物种类和剂量。这里也提醒糖尿病患者不要自行用药，要在医生的指导下选用降糖药物。

74. 血糖平稳了，可以自行减药或停药吗

血糖稳定以后不可以急于减药或停药，自行减药或停药往往造成血糖升高。降糖药的调整需要在医生的指导下进行。

75. 胰岛素的种类有哪些

根据来源和化学结构的不同，胰岛素可分为动物胰岛素、人胰岛素和胰岛素类似物。根据作用特点的差异，胰岛素又可分为超短效胰岛素类似物、常规（短效）胰岛素、中效胰岛素、长效胰岛素、长效胰岛素类似物、预混胰岛素、预混胰岛素类似物以及双胰岛素类似物。

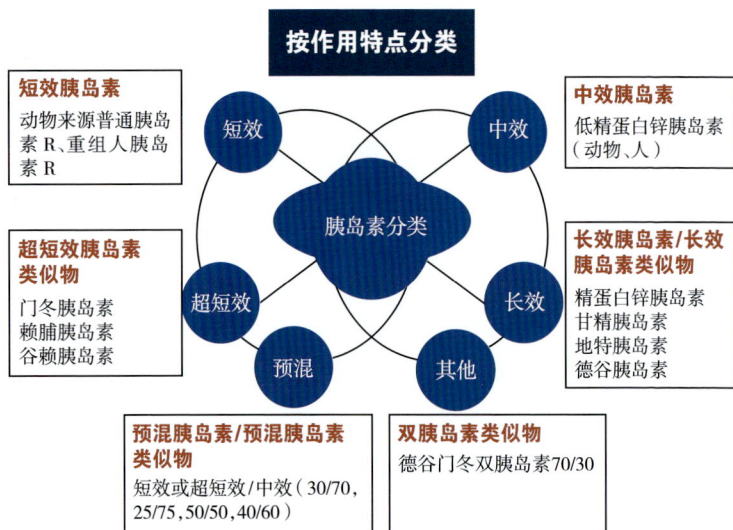

按作用特点分类

短效胰岛素
动物来源普通胰岛素R、重组人胰岛素R

中效胰岛素
低精蛋白锌胰岛素（动物、人）

超短效胰岛素类似物
门冬胰岛素
赖脯胰岛素
谷赖胰岛素

长效胰岛素/长效胰岛素类似物
精蛋白锌胰岛素
甘精胰岛素
地特胰岛素
德谷胰岛素

短效　中效

胰岛素分类

超短效　长效

预混　其他

预混胰岛素/预混胰岛素类似物
短效或超短效/中效（30/70，25/75，50/50，40/60）

双胰岛素类似物
德谷门冬双胰岛素70/30

按作用特点分类常用胰岛素

48

76. 2 型糖尿病患者需要胰岛素治疗吗

1 型糖尿病患者必须使用胰岛素治疗来控制高血糖。2 型糖尿病患者则根据具体情况决定是否需要胰岛素治疗，出现以下几种情况时 2 型糖尿病患者需要胰岛素治疗：①新诊断的患者血糖太高时，比如空腹血糖≥11.1mmol/L，糖化血红蛋白≥9%，需要短期胰岛素强化治疗；②严重肝肾功能不全的患者；③病程长，胰岛功能已经明显减退，口服降糖药治疗不能使血糖控制达标的患者；④糖尿病急性并发症，如酮症酸中毒、高血糖高渗状态；⑤口服药治疗患者备孕阶段，妊娠妇女，以及哺乳期妇女；⑥其他特殊情况，如手术前后、严重感染等应激状态。

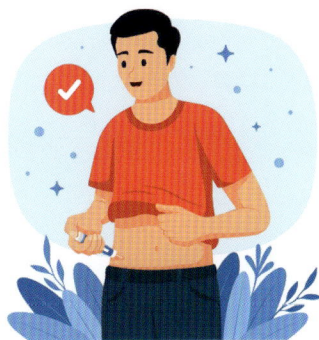

77. 使用胰岛素会上瘾吗

胰岛素是由人体胰腺的胰岛 β 细胞分泌的一种生理激素，是机体内能直接降低血糖的激素。因此，胰岛素治疗本身并不会成瘾，长期注射胰岛素只是出于降血糖的需要。

78. 用了胰岛素就不能停吗

胰岛素治疗的患者能不能停用胰岛素取决于患者的情况。1 型糖尿病患者自身不能生产胰岛素或只能生产极少量的胰岛素，因此依赖胰岛素治疗来控制血糖，防止发生危及生命的糖尿病急性并发症，而且胰岛素治疗后血糖控制良好，可以显著降低糖尿病慢性并发症发生风险，所以 1 型糖尿病患者需要终身使用胰岛素，不能停用。2 型糖尿病患者病因主要是胰岛素抵抗即胰岛素作用不佳伴有胰岛素分泌功能缺陷,并不是胰岛素的绝对缺乏,用胰岛素治疗后胰岛 β 细胞功能可以有不同程度的恢复,有可能在短期使用胰岛素后停用胰岛素,改为口服降糖药治疗。但 2 型糖尿病中病程长、消瘦、胰岛 β 细胞功能较差的患者可能需要长期胰岛素治疗。

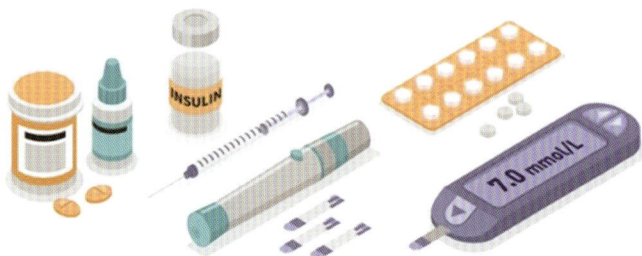

79. 如何保存胰岛素

未开封的胰岛素(包括胰岛素笔芯、瓶装胰岛素和胰岛素预充注射笔)可以放在冰箱 2~8℃的冷藏层贮存,但是要注意以下 2 点:①不能紧贴冰箱壁,以防胰岛素结冰;②不能放在冰箱门的位置,避免用力拉门导致胰岛素的剧烈震荡。从冰箱中取出的胰岛素,注射前应当使其回暖,如放在手掌之间滚动使其回暖。

胰岛素初次使用后,应当在室温(15~30℃)下贮存不超过30 天或按照生产厂家的建议贮存,并且不超过有效期。但是夏季室温超过 30℃时,还是建议放到冰箱的冷藏层贮存。预混胰岛素和一些新型胰岛素的贮存规定请遵循生产厂家建议。

外出旅行时,无论是自驾还是乘坐公共交通工具,都要避免胰岛素暴露在高温下及避免阳光直射,可以将胰岛素放在带冰块的保温袋内保存。如果乘飞机旅行,要注意飞机的行李舱温度常在冰点以下,可能会导致胰岛素结冰失去药效。因此,不能把胰岛素托运,要随身携带。

80. 胰岛素注射装置有哪些

目前常用的注射装置包括胰岛素专用注射器（1ml）、胰岛素笔、胰岛素泵和无针注射器4种。

胰岛素专用注射器优点是价格便宜，在特定情况下可遵医嘱将不同类型胰岛素制剂进行混合以减少每日的注射次数。缺点是需每次注射前抽取胰岛素，携带和注射较为不便，注射剂量的准确性也难以得到保证，因此，临床使用逐渐减少。

胰岛素笔是目前最为常见的胰岛素注射器具。其优点是针头细小，可减轻患者痛感，较传统注射器剂量更精确，携带使用方便。缺点是需更换笔芯，初始成本较高；当同时使用不同类型的胰岛素时，不能自行配比混合在一起，需分次注射。

胰岛素泵的优点是可以模拟人体生理性胰岛素分泌模式，使血糖更为稳定。目前，胰岛素泵还可以整合持续血糖监测系统（传感器增强型胰岛素泵），从而帮助医护人员和患者更有效、安全地管理血糖。缺点是价格偏高，操作复杂，具有一定的局限性。

无针注射器的优点是减少患者针头恐惧，疼痛感较低，减少脂肪增生等注射相关并发症的发生等。缺点是价格较高，可能不如针头注射精准。

81. 身体哪些部位适合皮下注射胰岛素

常用的胰岛素皮下注射部位有腹部、上臂外侧、大腿外侧和臀部。先说腹部，上端到肋缘下1cm，下端到耻骨联合以上1cm。要注意肚脐中心直径5cm以内（大约一个拳头以内或者脐周两横指以内）不能注射，要尽量注意避免在太靠近腰部两侧的位置进行注射，因为那里皮下组织薄，容易打在肌肉上。上臂应该选择中段的后外侧，内侧不能注射。大腿应该选择上1/3的前外侧，内侧也不能注射。臀部应该选择外上侧1/4的位置。

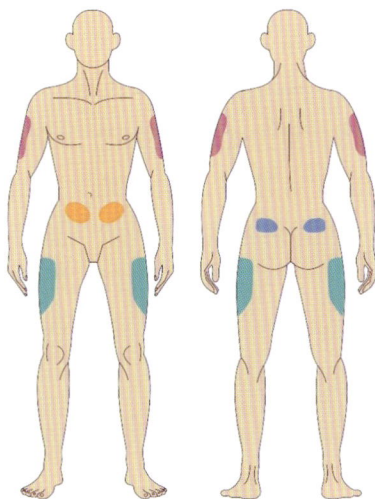

胰岛素皮下注射部位

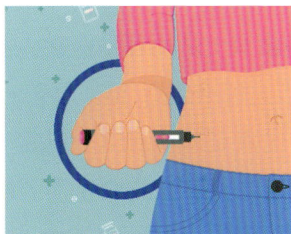

82. 皮下注射胰岛素要注意哪些问题

皮下注射胰岛素要注意的问题包括注射部位的检查、酒精消毒、捏皮手法及进针角度的选择，具体如下。

（1）在注射胰岛素之前需要进行注射部位的检查：应避开有硬块、红肿、溃疡或感染的部位。

（2）酒精消毒：注射前应用 75% 酒精消毒注射部位（不可使用碘酒或碘伏消毒），不可以隔着衣服注射。

（3）捏皮手法

1）捏皮的目的：保证将胰岛素注射至皮下组织，避免注射入肌肉层。

2）什么情况下需要捏皮：当针头长度长于皮肤表面到肌肉间的推测距离时才需要捏皮，使用 4mm 的胰岛素注射针头，无须捏皮；使用 5mm 的胰岛素注射针头，大部分患者无须捏皮（消瘦的成人与儿童青少年除外）；使用 >6mm 的针头时可选择进行 45° 注射或捏皮注射。

3）捏皮的正确手法：用拇指、食指和中指提起皮肤；如果用整只手来提捏皮肤，有可能将肌肉及皮下组织一同捏起，导致肌内注射。

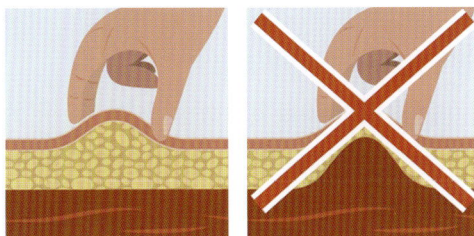

正确（左）和错误（右）的捏皮方式

胰岛素注射捏皮方式

资料来源：《中国糖尿病药物注射技术指南（2016 年版）》。

（4）进针角度：①若使用的针头较短（4mm 或 5mm），一般无须捏起皮肤，并可以 90° 垂直进针；②若使用的针头较长，超过 6mm 时，则需要捏皮和 / 或 45° 角进针，以降低注射至肌肉的风险。

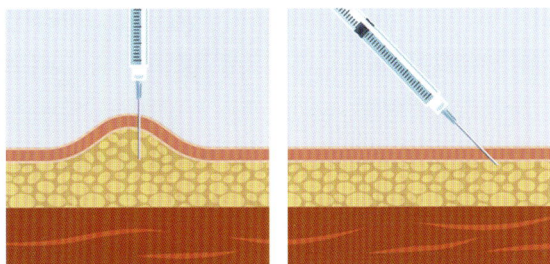

捏皮注射时正确的注射角度（左），不捏皮的情况下以45°注射（右）

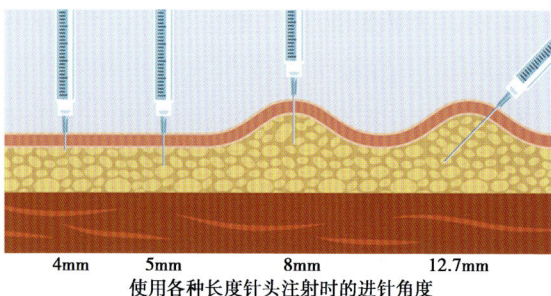

| 4mm | 5mm | 8mm | 12.7mm |

使用各种长度针头注射时的进针角度

胰岛素注射进针角度

资料来源:《中国糖尿病药物注射技术指南(2016年版)》。

83. 糖尿病患者可以用中药治疗吗

中医药在防治糖尿病及其并发症方面有一定的作用,合理运用中药,配合中医饮食调养、运动治疗、非药物防治技术,对于治疗糖尿病及其并发症有一定疗效。2型糖尿病在常规治疗基础上可辨证联用一些有降糖作用的中药,如:津力达颗粒、参芪降糖片(或颗粒)、天麦消渴片、葛根芩连汤、大柴胡汤加减等。有糖尿病并发症的患者也可以在常规治疗基础上加用中药,如糖尿病患者出现蛋白尿可选用黄葵胶囊、渴络欣胶囊,有眼底病变时可选用芪明颗粒、复方丹参滴丸,有手足麻木、刺痛、灼热感、蚁爬感等可选用木丹颗粒。需要提醒患者的是,中药也要在医生的指导下使用,并且不能随意停用原来的治疗药物。

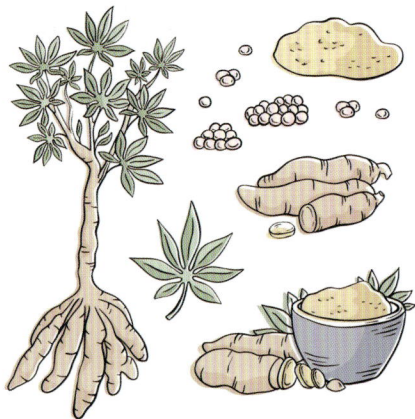

84. 哪些人群的糖尿病治疗需要特别注意

老年人、儿童和青少年、妊娠期妇女均是糖尿病的特殊人群，需要特别注意，相关的治疗要点如下。

（1）老年人：老年糖尿病具有患病率高、并发症和合并症多的特点。老年糖尿病患者应依据患病年龄、病程、身体状况、肝肾等重要脏器功能、并发症与合并症、合并用药情况、经济状况及医疗支持、对治疗的预期以及其预期生存期不同，制定不同的治疗方案。

（2）儿童和青少年：儿童和青少年糖尿病治疗的总体目标是通过饮食控制和体育锻炼取得和维持标准体重，使血糖处于正常水平，同时改善高血压、高血脂、非酒精性脂肪肝等代谢紊乱，防止和延缓慢性并发症的发生。在生活方式干预不能很好控制血糖时，需要开始药物治疗，可以单用二甲双胍或胰岛素，也可以两者合用。1型糖尿病患者对胰岛素需求变化较大，需要根据年龄、体重、生长速度、饮食和活动量等因素个体化调整剂量，并建议每日多次监测血糖，必要时使用动态血糖监测技术。

（3）妊娠期妇女：生活方式改变是妊娠期糖尿病治疗的基础，妊娠期间的饮食原则为既能保证孕妇和胎儿能量需要，又能维持血糖在正常范围，而且不发生饥饿性酮症。须尽可能选择低血糖指数（GI）的碳水化合物，实行少量多餐制，每日分5~6餐。鼓励孕妇运动，包括有氧运动和抗阻运动。每次运动时间小于45分钟。如果生活方式干预不能达到治疗目标，应该加用药物治疗。孕妇首选药物是胰岛素，口服药物缺乏长期安全性的数据，不推荐使用。

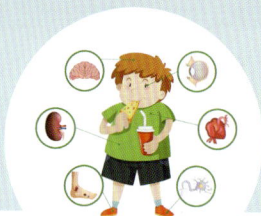

第六章

持续关注——预防和控制并发症

一、防治糖尿病急性并发症

85. 什么是低血糖

糖尿病患者只要血糖 <3.9mmol/L 就属于低血糖。

86. 低血糖有哪些症状

常见的低血糖症状有心悸、焦虑、出汗、饥饿感、面色苍白，全身发软、颤抖等，严重时可出现神志改变、认知障碍、抽搐昏迷。

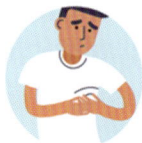
心悸

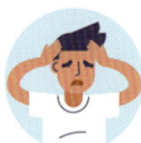
焦虑

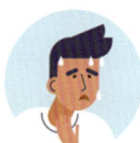
出汗

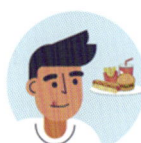
饥饿感

87. 哪些人容易发生低血糖

使用胰岛素、磺脲类及非磺脲类促泌剂药物的糖尿病患者较易出现低血糖,其中尤其需要关注偏瘦人群、老年人、病程较长的糖尿病患者。糖尿病患者在不规律进餐、运动量增加、饮酒等情况下也容易发生低血糖。

88. 发生低血糖如何处理

一旦怀疑发生低血糖,有条件的情况下应立即检测手指血糖,并立刻进食糖果、糖水、糕点等碳水化合物,出现严重低血糖症状,如意识不清、抽搐、昏迷等,应立即送医院救治。

糖尿病患者,尤其是使用胰岛素的患者,建议随身携带卡片注明"患有糖尿病"、当前降糖治疗药物、联系方式。并随身携带一些葡萄糖粉(片),或者糖果和点心。

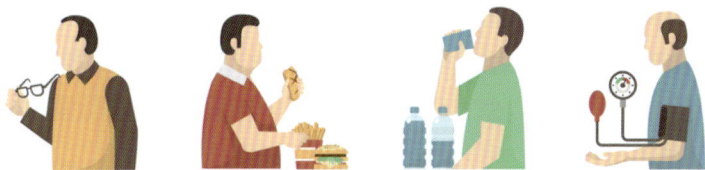

89. 什么是糖尿病酮症酸中毒

糖尿病酮症酸中毒(diabetic ketoacidosis,DKA)是糖尿病的严重急性并发症之一,是由于胰岛素不足和升糖激素不适当升高引起的糖、脂肪和蛋白质代谢严重紊乱综合征,临床以高血糖、高血酮和代谢性酸中毒为主要特征。DKA患者早期可出现疲乏、食欲减退、恶心呕吐,多尿、口干、头痛、嗜睡,呼吸深快,呼气中有烂苹果味;后期可出现尿量减少、眼眶下陷、皮肤黏膜干燥、血压下降、心率升高、四肢厥冷;晚期可出现不同程度意识障碍,昏迷。少数DKA患者表现为腹痛,酷似急腹症,易误诊。

DKA 的发生常有诱因,包括急性感染、胰岛素不适当减量或突然中断治疗、饮食不当、胃肠疾病、卒中、心肌梗死、创伤、手术、妊娠、分娩、精神刺激等。

90. 什么是高血糖高渗状态

高血糖高渗状态(hyperglycemic hyperosmolar status, HHS)是糖尿病的严重急性并发症之一,通常以严重高血糖而无明显酮症、血浆渗透压显著升高、脱水和意识障碍为特征。HHS 起病缓慢,最初表现为多尿、多饮、食欲减退,逐渐出现严重脱水和神经精神症状,患者反应迟钝、烦躁,或淡漠、嗜睡,逐渐陷入昏迷,晚期尿少甚至尿闭。就诊时呈严重脱水,可有神经系统损害的定位体征,易误诊为卒中。与糖尿病酮症酸中毒相比,HHS 失水更为严重、神经精神症状更为突出。HHS 发生的诱因常为引起血糖增高和脱水的因素,如急性感染、外伤、手术、脑血管意外等应激状态,水摄入不足或失水等,使用糖皮质激素、利尿剂、甘露醇等药物治疗。HHS 以老年糖尿病患者多见,病情危重、并发症多、死亡率高,须及早发现和处理。

二、 防治糖尿病慢性并发症

91. 糖尿病的慢性并发症有哪些

糖尿病慢性并发症主要为大血管病变(心脏病、脑血管病及下肢血管病变)、微血管病变(糖尿病视网膜病变、糖尿病肾脏病及糖尿病神经病变)等。糖尿病慢性并发症以累及心、脑、肾等重要器官和危害严重为特点,可以导致失明、肾衰竭、截肢、心肌梗死、卒中,甚至死亡。糖尿病慢性并发症是糖尿病防治的重点和难点。

此外,糖尿病还可以引起或加重牙周病、颌骨及颌周感染等多种口腔疾病,以及皮肤感染、皲裂等多种皮肤疾病,这些并发症的出现都会对患者的生活造成负面影响。

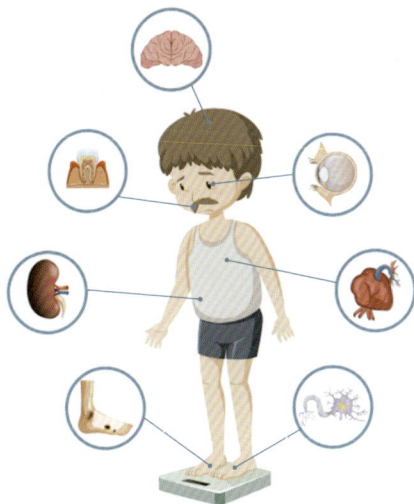

92. 如何早期发现糖尿病慢性并发症

早期发现糖尿病并发症的关键是要定期到医院检查。每年一次眼底筛查,监测尿微量白蛋白/肌酐比值,心血管筛查(心电图、动态心电图、心脏彩超等),周围神经病变筛查(肌电图)、周围血管病变筛查(下肢血管彩超)等,做到早发现、早干预、早控制。

患者要关注身体发出的异常信号:如心慌,胸部有压迫感、紧缩感或灼烧感等,考虑是心脏病;突然出现单侧肢体无力或麻木,面部不对称,或说话不清等,考虑是脑血管病;下肢行走时疼痛或不适但休息后缓解,下肢皮肤颜色苍白或紫绀等,考虑是周围血管病变;视物模糊或眼前黑影,考虑是视网膜病变或白内障;尿液泡沫增多、夜尿增加、眼睑及双下肢水肿,提示可能出现糖尿病肾脏病；两侧肢体对称性肢端麻木、蚁行、针刺、灼热、疼痛感或感觉异常，应警惕周围神经病变；出汗多，即便在冬天也如此，出汗集中在头面部和躯干，疑是植物神经受损；顽固性便秘、腹泻或便秘与腹泻交替出现，甚至大便失禁等症状，应警惕糖尿病胃肠病变；口腔牙龈萎缩或肿痛、牙周感染或口臭，应警惕糖尿病引起的口腔疾病；全身皮肤及外阴顽固性瘙痒、毛囊炎或疖痈，考虑糖尿病皮肤病变。

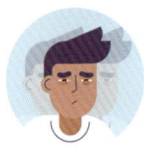
视物模糊

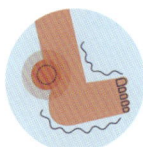
肢端麻木

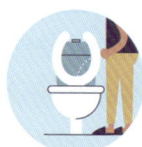
尿液泡沫增多

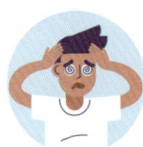
视网膜病变

93. 糖尿病肾脏病的危害是什么

糖尿病肾脏病是指由糖尿病所致的慢性肾脏病，病变可累及全肾。我国约 20%~40% 的糖尿病患者合并糖尿病肾脏病。糖尿病肾脏病最大的危害是发展到终末期肾脏疾病，即尿毒症。进入尿毒症期，患者必须进行透析或肾移植，为患者及其家庭带来巨大身心及经济上的负担。此外，糖尿病肾脏病患者的心血管疾病发病及死亡的风险亦显著增加。

94. 糖尿病肾脏病患者日常需要注意什么

糖尿病肾脏病患者日常应注意以下几点。

（1）改变不良生活方式，合理控制体重、均衡饮食、适当运动及戒烟戒酒等。

（2）每日蛋白质摄入量约每天每公斤体重 0.8g，以优质蛋白为主，如鸡蛋、牛奶、鱼虾类、禽畜类以及大豆及其制品等。

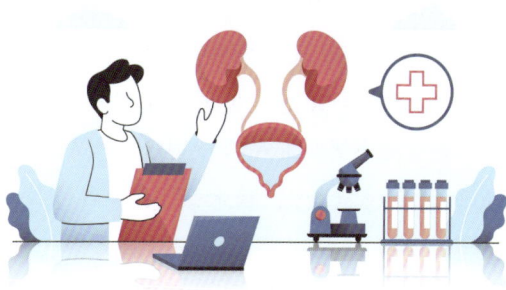

（3）每日盐摄入 <5g，但不建议 <3g。

（4）控制血糖，肾功能不全患者须及时在专科医生的指导下调整降糖方案。

（5）控制血压，>18 岁的非妊娠期糖尿病患者血压应控制在 130/80mmHg 以下。优先使用血管紧张素转换酶抑制剂或血管紧张素Ⅱ受体拮抗剂类降压药。

（6）纠正血脂异常。

95. 为什么糖尿病患者容易失明

糖尿病患者长期处于慢性高血糖状态，慢性高血糖状态可损伤视网膜血管的内皮，引起糖尿病视网膜病变，眼底检查可见微血管瘤、出血、硬性渗出、棉絮斑、新生血管、黄斑水肿、视网膜脱离等不同程度的眼底病变。同时，糖尿病患者常合并高血压及血脂紊乱，这二者也会加速糖尿病视网膜病变的发生发展。严重的糖尿病视网膜病变可导致失明，而且一旦失明很难逆转。目前，糖尿病视网膜病变已经成为工作年龄成人致盲的第一位原因。

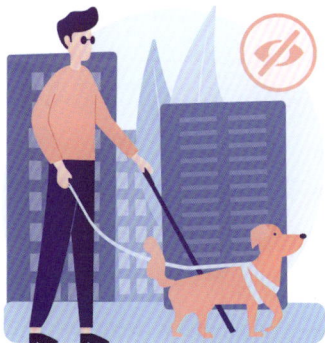

96. 糖尿病神经病变的主要症状及危害是什么

糖尿病神经病变可以分为糖尿病中枢神经病变和糖尿病周围神经病变,后者更为常见。糖尿病周围神经病变的最主要的症状是肢体感觉减退 / 缺失和感觉过敏。当糖尿病患者出现感觉减退时,轻者有感觉减退、麻木呈手套 - 袜子样分布,严重者对冷、热、痛的刺激毫无知觉,到这时,患者由于缺乏下意识的自我保护反应,就很容易出现受伤的情况。而与感觉减退相反,当糖尿病患者出现感觉过敏时,对于轻微的冷、热、触、碰等外来刺激就会表现得特别敏感,难以忍受,例如,即使薄薄的一条毛巾、一条床单碰到时也会加重手脚的疼痛感。也常表现为各种疼痛,如针刺感、灼热感或火烧感、热水烫伤感、冰冷感、虫咬或蚁行感、刀割样、触电或电击样剧烈疼痛等。有的病人可表现为无法描述的静息痛,以足或下肢为主,夜间疼痛尤为剧烈,严重影响患者的睡眠以及生活质量,亦可严重影响情绪,出现失眠、焦虑、抑郁,有的人甚至有自杀倾向。此外,糖尿病周围神经病变还可表现为自主神经病变,出现静息时心动过速、直立性低血压、胃轻瘫、便秘、腹泻、尿潴留、尿失禁、男性勃起功能障碍、排汗异常等症状中的一种或多种,不同程度地影响糖尿病患者的生活质量,严重者可显著增加糖尿病患者的死亡风险。

97. 为什么糖尿病患者容易发生卒中和心肌梗死

糖尿病会导致血管内皮损害,加重动脉粥样硬化及血管腔狭窄,一旦斑块脱落或斑块上的纤维帽破溃导致血栓形成,就会阻塞血管,导致心肌梗死和卒中。糖尿病与高血压、高血脂一起"狼狈为奸",构成最常见的三大"代谢健康杀手",由其引起的心肌梗死、卒中等心脑血管事件是威胁糖尿病患者生命的最主要原因。目前有观点认为糖尿病是冠心病的等危症,也就是说,无冠心病的糖尿病患者和有冠心病史的非糖尿病患者发生心血管事件的危险性相同,即10年内糖尿病患者和冠心病患者发生新的心血管事件(如心肌梗死或冠心病死亡)的危险性相同。临床研究显示,糖尿病患者患脑梗死的危险比一般人群高2~4倍,患心肌梗死的危险要高3~4倍,并且发病年龄较一般人群明显提前。

98. 糖尿病患者出现哪些症状要怀疑心脑血管病变

糖尿病患者或家属日常需要特别注意以下几点。

(1)出现胸痛、胸闷、胸部紧缩感,伴有大汗、恶心等症状,须警惕心肌缺血或心肌梗死和肺梗死的可能。

(2)头晕、头痛大多由高血压所致,当出现意识不清时,在排除低血糖的诱因后,要考虑脑部的血管病变。

(3)肢体疼痛可能是周围血管病变造成的缺血的表现,如果出现走路时间稍微长一点就下肢无力,间歇性跛行,要引起高度警惕。

(4)稍微活动后就感到气喘吁吁,喘不上气,甚至有憋痛的感觉,除了要排除肺部疾病,要注意确认是否发生了心力衰竭。

出现以上症状,请尽快就医,以免延误病情!

99. 什么是糖尿病足

糖尿病足是指糖尿病患者足部出现感染、溃疡或组织的破坏,通常伴有周围神经病变和/或周围动脉病变。糖尿病足是糖尿病严重且治疗费用很高的慢性并发症之一,严重者可以导致截肢,糖尿病患者下肢截肢的相对危险性约为非糖尿病患者的40倍。

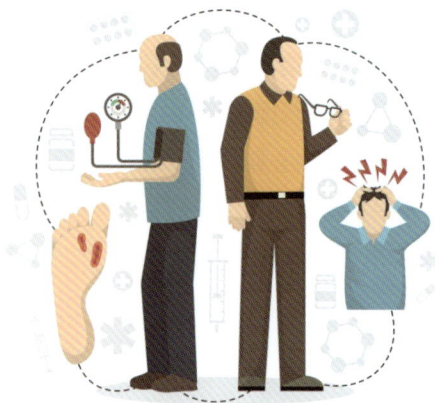

100. 预防糖尿病足日常生活需要注意什么

糖尿病高危足指糖尿病患者未出现足溃疡但存在周围神经病变，并且不管其是否存在足畸形、周围动脉病变、足溃疡史或截肢（趾）史。糖尿病高危足、糖尿病足病患者及家属日常生活都需要注意：每天检查患者的双足，特别是足趾间；洗脚时的水温要合适，可在 37℃ 左右，不要高于 40℃；洗脚后用干布擦干，尤其是擦干足趾间；不宜用热水袋、电热器等物品直接保暖足部；避免赤足行走；对足部胼胝或过度角化的组织，应由专业人员修除，避免自行修剪或用化学制剂处理；水平地剪趾甲；选择合适的鞋子，穿鞋前先检查鞋内有否异物或异常；每天换袜子，不穿过紧的或毛边的袜子，不穿高过膝盖的袜子；足部皮肤干燥可以使用油膏类护肤品；一旦有问题，及时至专科医师或护士处诊治。

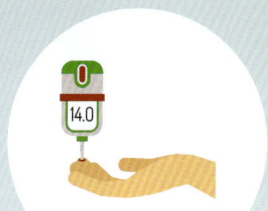

附　表

常见食物 GI 值

分类	食物名称	GI
谷类及制品	面条（白细,煮）	41
	馒头（精制小麦粉）	85
	大米饭（粳米,精米）	90
	大米饭（粳米,糙米）	78
	小米粥	60
	玉米面粥	50
	荞麦面条	59
薯类、淀粉及制品	马铃薯	62
	甘薯	54
豆类及制品	黄豆（浸泡）	18
	豆腐（炖）	32
	绿豆	27
	扁豆（红,小）	26
	扁豆（绿,小）	30
蔬菜类	胡萝卜	71
	南瓜	75

续表

分类	食物名称	GI
蔬菜类	山药	51
	芋头	48
	菜花	15
	芹菜	15
	黄瓜	15
	茄子	15
	青椒	15
	西红柿	15
	菠菜	15
果类	苹果	36
	梨	36
	桃	28
	李子	24
	樱桃	22
	葡萄	43
	猕猴桃	52
	柑	43
	柚	25
	菠萝	66
	芒果	55
	香蕉	52
	西瓜	72
糖类	葡萄糖	100
	绵白糖	84
	蔗糖	65
	果糖	23
	乳糖	46
	麦芽糖	105
	蜂蜜	73
	巧克力	49

续表

分类	食物名称	GI
种子类	花生	14
	腰果	25
乳及乳制品	牛奶	28
	全脂牛奶	27
	脱脂牛奶	32
	低脂奶粉	12
	降糖奶粉	26
	酸奶（加糖）	48
	酸乳酪	36
速食食品	燕麦片（混合）	83
	比萨饼（含乳酪）	60
	汉堡包	61
	白面包	88
	面包（全麦粉）	69
	燕麦粗粉饼干	55
	小麦饼干	70
	苏打饼干	72
	酥皮糕点	59
	爆玉米花	55
饮料类	苹果汁	41
	水蜜桃汁	33
	菠萝汁（不加糖）	46
	橘子汁	57
	可乐饮料	40
	芬达软饮料	68
	冰激凌	61
混合膳食及其他	饺子（三鲜）	28
	包子（芹菜猪肉）	39
	牛肉面	89
	西红柿汤	38

资料来源：《国家基层糖尿病防治管理手册（2022）》。

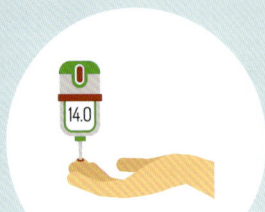

参考文献

［1］国家基层糖尿病防治管理办公室,中华医学会糖尿病学分会.中国糖尿病健康管理规范［M］.北京:人民卫生出版社,2020.

［2］中华医学会糖尿病学分会.中国糖尿病防治指南(2024版)［J］.中华糖尿病杂志,2025,17(1):16–139.

［3］中华医学会糖尿病学分会,国家基本公共卫生服务项目基层糖尿病防治管理办公室,上海交通大学医学院附属第六人民医院.国家基层糖尿病防治管理指南和配套手册(2022)［M］.北京:人民卫生出版社,2023.

［4］中华医学会糖尿病学分会,国家基本公共卫生服务项目基层糖尿病防治管理办公室.国家基层糖尿病肾脏病防治技术指南(2023)［J］.中华内科杂志,2023,62(12):1394-1405.

［5］中华糖尿病杂志指南与共识编写委员会.中国糖尿病药物注射技术指南(2016年版)［J］.中华糖尿病杂志,2017,9(2):79-105.